全国医药中等职业教育药学类"十四五"规划教材（第三轮）

中外艺术之旅

主　编　董树裔

副主编　杨　恒　孙　腾　曹彦斌

编　委　林亚静　徐　亮

中国健康传媒集团

中国医药科技出版社

内容提要

本教材是全国医药中等职业教育药学类"十四五"规划教材（第三轮）之一，内容依据《中等职业学校艺术课程标准》编写。本教材包括音乐欣赏和美术欣赏两个部分，各 8 个独立模块，旨在让学生了解掌握音乐和美术领域的基本知识、经典作品，掌握艺术作品的鉴赏方法，丰富审美体验，提升艺术感知能力和审美水平。

本教材可供医药卫生类专业中职学生学习使用。

图书在版编目（CIP）数据

中外艺术之旅 / 董树裔主编 . — 北京：中国医药科技出版社，2020.12
全国医药中等职业教育药学类"十四五"规划教材 . 第三轮
ISBN 978-7-5214-2164-4

Ⅰ . ①中…　Ⅱ . ①董…　Ⅲ . ①艺术 – 鉴赏 – 世界 – 中等专业学校 – 教材
Ⅳ . ① J051

中国版本图书馆CIP数据核字 (2020) 第 235967 号

美术编辑　陈君杞
版式设计　友全图文

出版　**中国健康传媒集团** | 中国医药科技出版社
地址　北京市海淀区文慧园北路甲 22 号
邮编　100082
电话　发行：010-62227427　邮购：010-62236938
网址　www.cmstp.com
规格　787 × 1092 mm $\frac{1}{16}$
印张　16
字数　326 千字
版次　2020 年 12 月第 1 版
印次　2020 年 12 月第 1 次印刷
印刷　三河市万龙印装有限公司
经销　全国各地新华书店
书号　ISBN 978-7-5214-2164-4
定价　59.00 元

获取新书信息、投稿、为图书纠错，请扫码联系我们。

2011 年，中国医药科技出版社根据教育部《中等职业教育改革创新行动计划（2010—2012 年）》精神，组织编写出版了"全国医药中等职业教育药学类专业规划教材"；2016 年，根据教育部 2014 年颁发的《中等职业学校专业教学标准（试行）》等文件精神，修订出版了第二轮规划教材"全国医药中等职业教育药学类'十三五'规划教材"，受到广大医药卫生类中等职业院校师生的欢迎。为了进一步提升教材质量，紧跟职教改革形势，根据教育部颁发的《国家职业教育改革实施方案》（国发〔2019〕4 号）、《中等职业学校专业教学标准（试行）》（教职成厅函〔2014〕48 号）精神，中国医药科技出版社有限公司经过广泛征求各有关院校及专家的意见，于 2020 年 3 月正式启动了第三轮教材的编写工作。在教育部、国家药品监督管理局的领导和指导下，在本套教材建设指导委员会专家的指导和顶层设计下，中国医药科技出版社有限公司组织全国 60 余所院校 300 余名教学经验丰富的专家、教师精心编撰了"全国医药中等职业教育药学类'十四五'规划教材（第三轮）"，该套教材付梓出版。

本套教材共计 42 种，全部配套"医药大学堂"在线学习平台。主要供全国医药卫生中等职业院校药学类专业教学使用，也可供医药卫生行业从业人员继续教育和培训使用。

本套教材定位清晰，特点鲜明，主要体现如下几个方面。

1. 立足教改，适应发展

为了适应职业教育教学改革需要，教材注重以真实生产项目、典型工作任务为载体组织教学单元。遵循职业教育规律和技术技能型人才成长规律，体现中职药学人才培养的特点，着力提高药学类专业学生的实践操作能力。以学生的全面素质培养和产业对人才的要求为教学目标，按职业教育"需求驱动"型课程建构的过程，进行任务分析。坚持理论知识"必需、够用"为度。强调教材的针对性、实用性、条理性和先进性，既注重对学生基本技能的培养，又适当拓展知识面，实现职业教育与终身学习的对接，为学生后续发展奠定必要的基础。

2. 强化技能，对接岗位

教材要体现中等职业教育的属性，使学生掌握一定的技能以适应岗位的需要，具有一定的理论知识基础和可持续发展的能力。理论知识把握有度，既要给学生学习和掌握技能奠定必要的、足够的理论基础，也不要过分强调理论知识的系统性和完整性；

注重技能结合理论知识，建设理论－实践一体化教材。

3. 优化模块，易教易学

设计生动、活泼的教学模块，在保持教材主体框架的基础上，通过模块设计增加教材的信息量和可读性、趣味性。例如通过引入实际案例以及岗位情景模拟，使教材内容更贴近岗位，让学生了解实际岗位的知识与技能要求，做到学以致用；"请你想一想"模块，便于师生教学的互动；"你知道吗"模块适当介绍新技术、新设备以及科技发展新趋势、行业职业资格考试与现代职业发展相关知识，为学生后续发展奠定必要的基础。

4. 产教融合，优化团队

现代职业教育倡导职业性、实践性和开放性，职业教育必须校企合作、工学结合、学作融合。专业技能课教材，鼓励吸纳 1～2 位具有丰富实践经验的企业人员参与编写，确保工作岗位上的先进技术和实际应用融入教材内容，更加体现职业教育的职业性、实践性和开放性。

5. 多媒融合，数字增值

为适应现代化教学模式需要，本套教材搭载"医药大学堂"在线学习平台，配套以纸质教材为基础的多样化数字教学资源（如课程 PPT、习题库、微课等），使教材内容更加生动化、形象化、立体化。此外，平台尚有数据分析、教学诊断等功能，可为教学研究与管理提供技术和数据支撑。

编写出版本套高质量教材，得到了全国各相关院校领导与编者的大力支持，在此一并表示衷心感谢。出版发行本套教材，希望得到广大师生的欢迎，并在教学中积极使用和提出宝贵意见，以便修订完善，共同打造精品教材，为促进我国中等职业教育医药类专业教学改革和人才培养作出积极贡献。

全国医药中等职业教育药学类"十四五"规划教材（第三轮）

—●—— 建设指导委员会名单 ——●—

苏兰宜　江西省医药学校　　　　　杨永庆　天水市卫生学校

李　芳　珠海市卫生学校　　　　　李应军　四川省食品药品学校

李桂兰　江西省医药学校　　　　　李桂荣　山东药品食品职业学院

李承革　四川省食品药品学校　　　何　红　江西省医药学校

张　玲　山东药品食品职业学院　　张一帆　山东药品食品职业学院

张小明　四川省食品药品学校　　　陈　静　江西省医药学校

林　勇　江西省医药学校　　　　　林　楠　上海市医药学校

欧阳小青　广东省食品药品职业技术学校　欧绍淑　广东省湛江卫生学校

尚金燕　山东药品食品职业学院　　罗　翀　湖南食品药品职业学院

罗玲英　江西省医药学校　　　　　周　容　四川省食品药品学校

郑小吉　广东省江门中医药学校　　柯宇新　广东省食品药品职业技术学校

赵　磊　四川省食品药品学校　　　赵珍东　广东省食品药品职业技术学校

秦胜红　四川省食品药品学校　　　贾效彬　亳州中药科技学校

夏玉玲　四川省食品药品学校　　　高　娟　山东药品食品职业学院

高丽丽　江西省医药学校　　　　　郭常文　四川省食品药品学校

黄　瀚　湖南食品药品职业学院　　常光萍　上海市医药学校

崔　艳　上海市医药学校　　　　　董树裔　上海市医药学校

鲍　娜　湖南食品药品职业学院

全国医药中等职业教育药学类"十四五"规划教材（第三轮）

评审委员会名单

数字化教材编委会

主　编　董树裔

副主编　杨　恒

编　委　林亚静　徐　亮

　　本教材是与艺术欣赏精品课程建设项目同步开发的配套教材。本教材内容依据《中等职业学校公共艺术课程标准》编写，包括音乐欣赏和美术欣赏两个部分，各 8 个独立模块，旨在让学生了解掌握音乐和美术领域的基本知识、经典作品，掌握艺术作品的鉴赏方法，丰富审美体验，提升艺术感知能力和审美水平。

　　为了让学生切实掌握欣赏艺术作品的方法，我们在每个模块中围绕几件经典作品，按照一个故事、一件作品、一个时代、一个城市、一位艺术家的内容结构，对作品进行多维度的分析，引领同学们进行深入欣赏，避免停留在"看过""听过"的层面。同时，为每个作品设计了活动任务，让同学们在完成活动任务的过程中感悟和理解作品的艺术特色。我们还为同学们设计了"作品对比赏析图表"，这个提供备选项的图表可以看做是一个鉴赏工具，在完成图表的过程中，同学们不仅能够对该模块艺术作品形成理性认识，而且可以学会一种鉴赏和分析艺术作品的路径与方法。这样，一个模块完成后，不仅掌握了一类艺术作品的特色，还会逐渐累积自己分析和归纳作品特色与价值的能力。

　　本教材在学习内容上进行了一些扩充，并开发和链接了相关的数字化资源，包括作品赏析微课、音乐作品视频、美术作品图片、城市风光图片等内容，同学们也可也通过扫码方式浏览学习。

编　者
2020 年 12 月

目录
CONTENTS

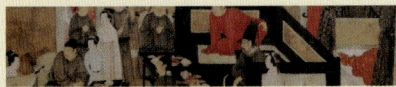

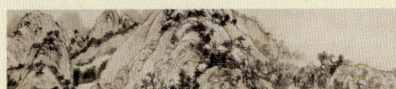

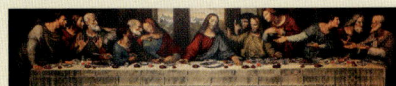

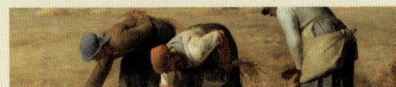

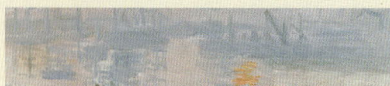

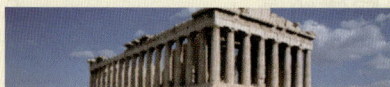

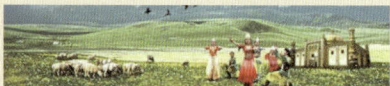

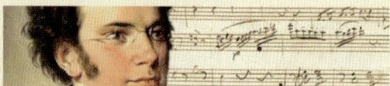

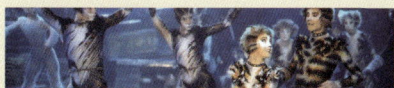

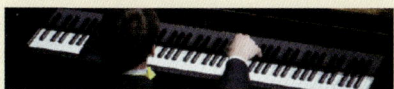

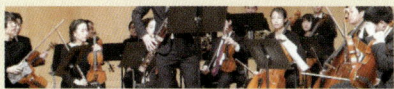

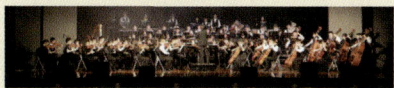

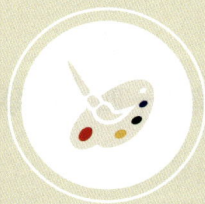

模块 **1**

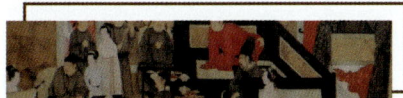

中国古代院体绘画

模块一 | 中国古代院体绘画

学习目标

　　通过对中国古代著名院体绘画《清明上河图》等作品的欣赏、感悟和分析，了解中国画的范畴和分类方法，理解中国院体画的含义和艺术特色，知道中国古代院体画的代表画家和作品，并能够应用相关知识对经典的古代院体绘画作品进行辨别和分析。

学习准备

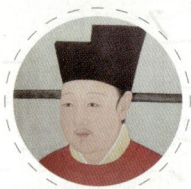

— 宋徽宗 —

你知道宋徽宗为什么被称为"书画皇帝"吗？

　　请同学查阅宋徽宗与绘画相关的信息资料，自选角度，进行图文编辑，按照一定的逻辑顺序整理成课件形式，并做好课上讲解的准备。

作品赏析

▶《清明上河图》

👆 故事导入

《清明上河图》的颠沛流离

　　《清明上河图》是中国的传世名画，北宋末年宫廷画家张择端花数载时间创作完成的鸿篇巨制。公元1101年，《清明上河图》被收入皇宫，深得宋徽宗的青睐。可好景不长，1127年，金兵入关，北宋随之灭亡了。《清明上河图》散落在金人地区，后来元朝取代了金和南宋，《清明上河图》于是被收入元朝秘府，但并没有得到元朝皇室的重视，后来被宫廷的装裱匠识别出来，并以赝本偷换出宫。在接下来的200多年里，《清明上河图》在民间经历了多次转卖和赠送。到了公元1524年，该图传到当时的兵部尚书陆完手上，陆完死后，又落到了奸臣严嵩手里，严嵩官场失败，家产被没收，《清明上河图》也随之进入明朝内宫。

不过也就过了50年左右时间，这幅画就被太监冯保盗出宫中，再次流入民间。直到1799年，清代官员，乾隆二十五年的状元——毕沅死后，家产被抄时，《清明上河图》再次露面，随之收入清宫，并著录于《石渠宝笈三编》。故事并没有到此结束，1911年清朝灭亡，《清明上河图》连同其他珍贵书画一起，被清末代皇帝溥仪以赏溥杰为名盗出宫外，先存在天津租界内的张园，1932年，溥仪在日本人扶持

【图1　世博会中国馆《清明上河图》】

下，建立伪满洲国，于是这幅名画又被带到长春，存在伪皇宫东院图书楼中。1945年8月，抗日战争胜利，溥仪乘飞机仓皇逃跑，伪满皇宫一片狼藉，大批珍贵文物再次流散到了民间。

1948年，中国人民解放军解放了长春，解放军干部收集到伪满皇宫流散出去的珍贵字画十余卷，其中就有《清明上河图》，先交由东北博物馆保管，后来又调到北京故宫博物院珍存。这幅举世名画自创作完成至今900余年，颠沛流离，经历了世事沧桑，当它再次展现在世人面前时，依然向我们展示了北宋都城汴梁的昔日繁华。

时代背景

文化盛世——北宋

北宋（960-1127年）是中国历史上继五代十国之后的朝代，共九位皇帝，享国167年。公元960年，后周诸将发动陈桥兵变，拥立赵匡胤为帝，建立宋朝。北宋时期儒学得到复兴，科技发展突飞猛进，政治也较开明，经济文化繁荣。

咸平三年，也就是公元1000年，北宋的GDP为265.5亿美元，是当时世界的22.7%。在这样的背景下，北宋成为中国历史上文化最繁荣昌盛的朝代之一。在文学艺术方面，名人辈出，登峰造极。在绘画技法方面达到了前所未有的水平，北宋传承五代体制设立翰林图画院，培养了大量出色的宫廷画家，绘画创作大多取法自然，注重笔墨对自然形质的表现，造型精谨，格调高华，意境深远。

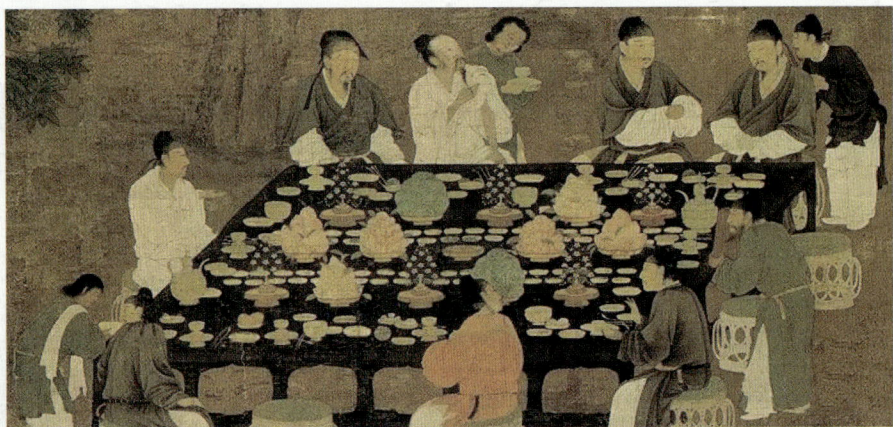

【图2 宋徽宗《文会图》局部】

作品导读 ▢ 微课1

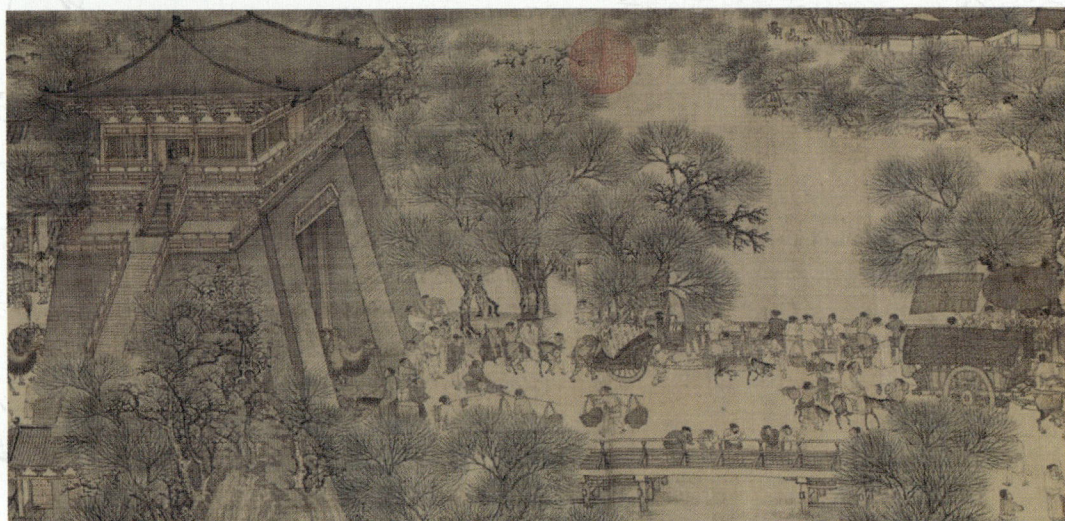

【图3 宋 张择端《清明上河图》局部】

北宋末年，宋徽宗年间，在当时的都城东京汴梁，也就是今天的河南开封，经济繁荣，城楼高大，街巷宽阔，茶坊、酒肆、店铺鳞次栉比，车马行人，摩肩接踵，川流不息，汴河之上舟船云集，一派商业都市的繁华景象。时任宫廷画师的张择端通过细心地观察，将这些生活的方方面面都默记在心，经过数载时间终于完成了千古名作《清明上河图》。该图宽二十五点四厘米，长五百二十八点七厘米，绢本设色。作品以长卷形式，采用散点透视构图法，生动记录了中国十二世纪北宋汴京的城市面貌和当时社会各阶层人民的生活状况。

欣赏要点

1.引人入胜的情节

位于这幅画卷的正中央的虹桥一段，一座宏伟的木结构斗拱桥横跨汴河两岸，人来车往喧闹声不绝于耳。桥下，一艘体型庞大的商船正要驶过，高大的桅杆似乎将与桥身相撞，船上有二十多人在紧张的工作，船顶的几位船工正在收帆放桅，有两位水手一面把船向右撑，一面扭头注意码头，另一位船工手拿撑篙右手向前挥动、指挥码头的船工接应。画家把这千钧一发的紧张气氛渲染到极点，在较为平静的画面里掀起了波澜，形成了全幅画卷的最高潮。

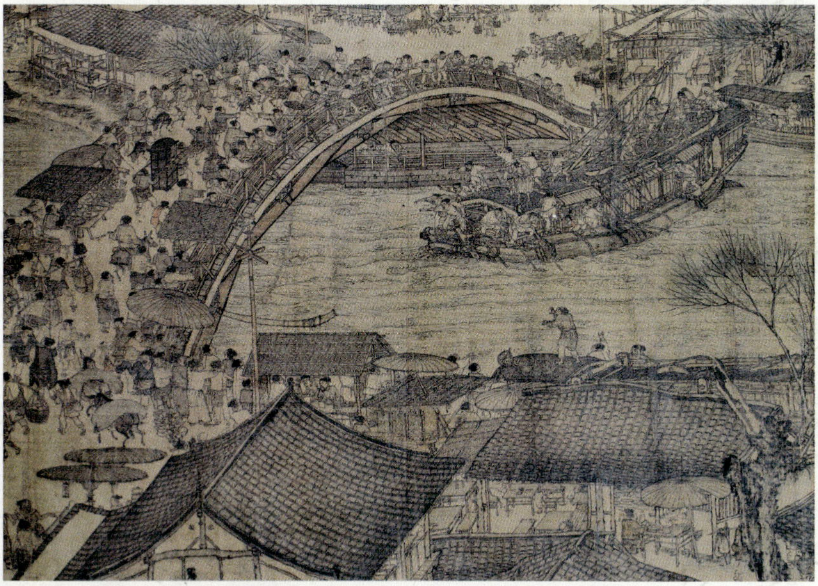

【 图4　宋 张择端《清明上河图》局部 】

2.散点透视的运用　 微课2

作者用传统的手卷形式，采取"散点透视法"组织画面。整幅画卷虽然在结构上连贯在一起，但每一个局部的场景都有独立的视觉焦点，都可以成为视觉中心。观众随着画卷的展开移步换景，视觉中心也在不断地转换。

3.精湛的笔墨技法

如此细致精微的画面并不是用单一的细线勾勒而成，而是在极小的空间里，借助笔法的变化画出不同的线质，通过线质来表现物象的质感，用笔墨的力度与节奏表现出物象的生命状态。

张择端（1085—1145），北宋画家

字正道，汉族，琅琊东武（今山东诸城）人。宣和年间任翰林待诏，擅画楼观、屋宇、林木、人物。所作风俗画市肆、桥梁、街道、城郭刻画细致，造型精确，豆人寸马，形象如生。存世作品《清明上河图》为我国古代的艺术珍品。

体验与创造

任务说明 认真观看《清明上河图》的局部图片，描述这幅画的细节内容和构图特点。

跟着名作去旅行

八朝古都——汴梁

汴梁，又称东京、汴京，是北宋的首都，是开封在两宋和元明时的称谓。地处中华民族历史发源地、中国文化摇篮的黄河南岸，是一座历史文化悠久的古城。北宋时期，东京汴梁作为宋朝国都由外城、内城、皇城三座城池组成，人口达到150余万，是一座气势雄伟，规模宏大，富丽辉煌的都城，是当时的中国政治、经济、文化中心和繁华的世界大都会。今天的开封有众多的文物古迹，有闻名遐迩的开封铁塔、大相国寺、包公祠等，具有较高的历史文化价值。

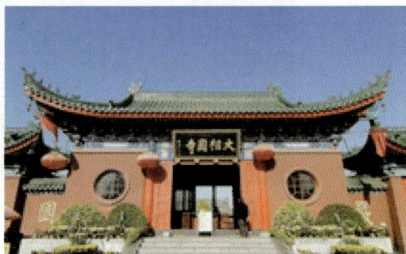

【图5 河南 开封 大相国寺】

▶《虢国夫人游春图》

故事导入

真假《虢国夫人游春图》

金国第六位皇帝——金章宗完颜璟，也是一酷爱书画的皇帝，一天他在后花园游玩，这天，阳光明媚，百花齐放，完颜璟突然想到了《虢国夫人游春图》，就命身边的侍者去拿。侍者赶忙跑到库房里去取画时发现了两张一模一样的《虢国夫人游春图》，只好把两幅画都带到了完颜璟身边，完颜璟看到了两幅一模一样的画也惊呆了。两幅画都画得栩栩如生，惟妙惟肖。这是怎么回事呢？原来在宋徽宗时期，他把张萱的《虢国夫人游春图》视若珍宝。为了预防不测，他降旨翰林图画院，让最优秀的宫廷画师精心摹写这幅作品，作为副本收藏，以防真本流失或损坏造成遗憾。北宋灭亡后，《虢国夫人游春图》连同摹本都进入了金国的皇宫。完颜璟仔细端详着两幅画，原来其中的一幅是宋徽宗年间的临摹本，完颜璟亲自为摹本题写了"天水摹虢国夫人游春图"的题签。

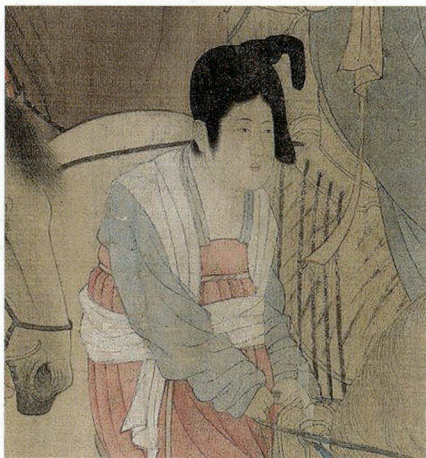

【图6 《虢国夫人游春图》】

🕐 时代背景

开元盛世——盛唐

　　隋末天下群雄并起，617年唐国公李渊发动晋阳兵变，次年在长安称帝建立唐朝，经过唐太宗继位后开创贞观之治和唐玄宗即位后的励精图治，在公元8世纪唐朝迎来了开元盛世的盛唐时期。唐朝全盛时在文化、政治、经济、外交等方面都达到了很高的成就，是中国历史上的黄金时代，也是当时世界的强国之一。开创了经济繁荣、万邦来朝的盛世时期。

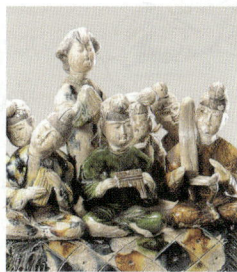

【图7 唐三彩 载乐伎骆驼俑局部】

🔍 作品导读

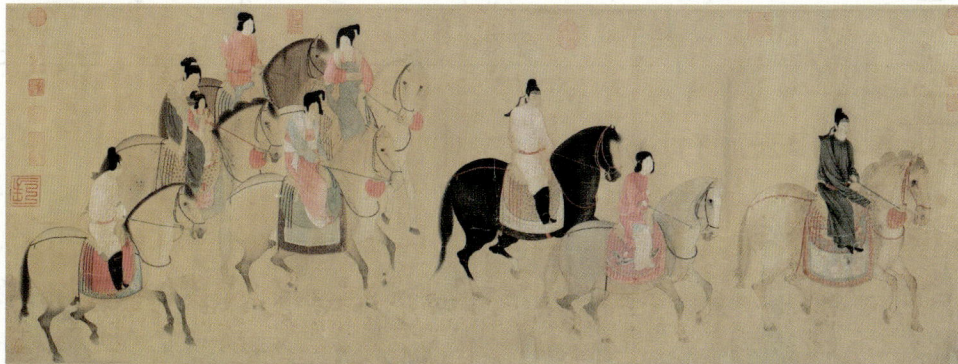

【图8 唐代 张萱《虢国夫人游春图》（宋代摹本）】

👍 欣赏要点

1. 有节奏的构图

画面从单行的三骑到两骑并行，最后三骑并行，既符合这一类贵族出游行列的规律，又像一首乐曲一样，充满韵律感。

2. 色彩的对比与呼应

画面上粉白、浅红、嫩绿形成对比呼应，很好地传达了春天的信息。前面随从所骑黑马是大片的墨色，在画面前疏后密的构图中起到了一定的平衡作用，也突出了墨在中国画中的重要作用，使画面艳而不俗。

👤 认识艺术家

张萱，盛唐画家，长安人

开元间为史馆画直，以擅长人物画而闻名，尤工仕女、婴儿画。有时亦画贵公子、鞍马屏障，对亭台、林木、花鸟，皆穷其妙。特别是所画仕女，丰颐厚体的形象，开盛唐"曲眉丰颊"的画风。线条的运用简劲而流动，赋色艳丽而不芜杂，鲜明而不单调。代表作品有《虢国夫人游春图》《捣练图》等。

体验与创造

任务说明 使用画笔、颜料和白纸或电脑的绘图软件画出一个边长为9厘米的九宫格，选取《虢国夫人游春图》中的色彩，以"春天"为主题，为九宫格填色。每个格子均匀地填涂一种颜色，通过合理的搭配使你的九宫格的色彩呈现春天的色调。

🌴 跟着名作去旅行

文明古都——长安

长安是西安的古称，十三朝古都，居中国四大古都之首。长安是丝绸之路的东方起点和隋唐大运河的起点，是迄今为止唯一被联合国教科文组织确定为世界历史名城的中国城市，与雅典、罗马、开罗并称世界四大文明古都。盛唐时期长安是世界最大的城市，周长达35.56公里，面积约87.27平方公里，是如今西安城墙内面积的9.7倍，明清北京城的1.4倍，古代罗马城的7倍。唐朝鼎盛时期常住人口185万。

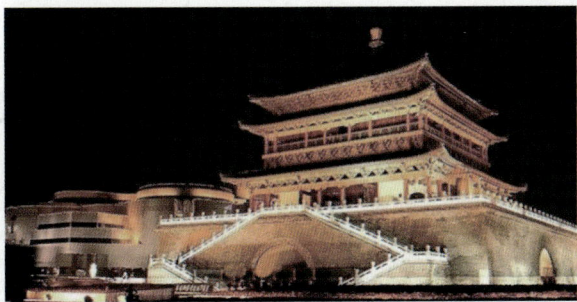

【图9　西安古城夜景 】

　　如今的长安改名西安，是陕西省的省会城市。西安作为中国首都和政治、经济、文化中心长达一千多年，被誉为天然历史博物馆，是国际著名旅游目的地城市。有两项六处遗产被列入《世界遗产名录》，分别是：秦始皇陵及兵马俑、大雁塔、小雁塔、唐长安城大明宫遗址、汉长安城未央宫遗址、兴教寺塔。

分析与归纳

完成作品对比分析图表

赏析维度	《清明上河图》	《虢国夫人游春图》	备选项
创作动机			A. 为宫廷作装饰 B. 展现王朝盛世
题材内容			A. 宫廷贵族的生活场景 B. 市民阶层的生活场景 C. 古代的神话故事
思想感情			A. 表现对统治阶层的颂扬 B. 表现对统治阶段的讽刺 C. 表现对底层劳动者的同情
形式及技法特色			A. 墨色晕染法 B. 明暗法 C. 重彩罩染 D. 散点透视 E. 丰富的线质

1. **中国画**：是具有优良传统的中国民族绘画，在古代无确定名称，一般称之为丹青，主要指的是用毛笔蘸水、墨、颜色作于绢或纸上并加以装裱的画种，简称"国画"。按照题材可分为人物、山水、花鸟等画科；按照技法形式可分为工笔、写意、白描、没骨、重彩、水墨等；按照画幅和装裱形式可分为立轴、手卷、镜片、册页、扇面等；按作者的身份和审美风格可分为院体画和文人画。

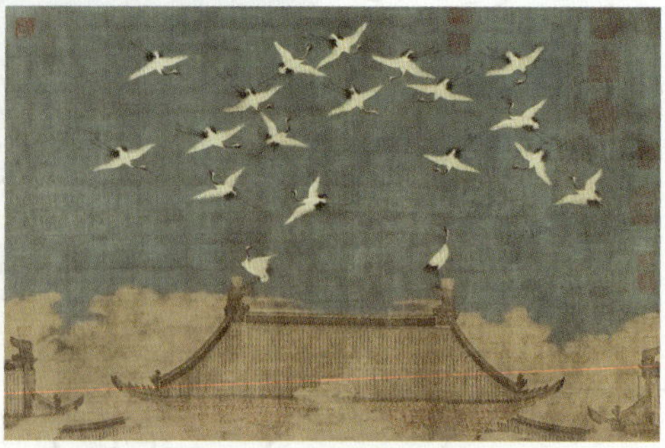

【图10 宋徽宗《瑞鹤图》】

2. **院体绘画**：简称"院体画"，中国画的一种。狭义指宋代翰林图画院及当时宫廷画家比较工整精致的绘画。广义上则包括中国古代宫廷绘画在内以及倾向于中国古代宫廷绘画画风的作品。这类作品为迎合帝王宫廷需要，多以花鸟、山水、宫廷生活内容为题材，作画讲究法度，重视形神兼备，风格华丽细腻，工整精致。

拓展欣赏

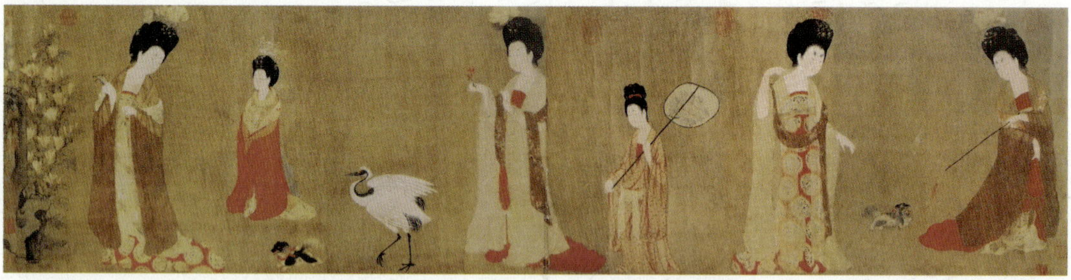

【图11 唐代 周昉《簪花仕女图》】

1. 《簪花仕女图》，绢本设色，纵46厘米，横180厘米，传为唐代画家周昉所作，现藏辽宁省博物馆。

画中描写了六位衣着艳丽的贵族妇女及其侍女于春夏之交赏花游园。全图六个人物的主次、远近安排巧妙，景物衬托少而精。两只小狗、一只白鹤、一株辛黄花使原本显得孤立的人物产生了左右呼应、前后联系的关系。半罩半露的透明织衫，使人物形象显得丰腴而华贵。细劲的线条，浓丽的设色，精巧的装饰，较好地表现了贵族妇女的细腻柔嫩的肌肤和丝织物的纹饰。

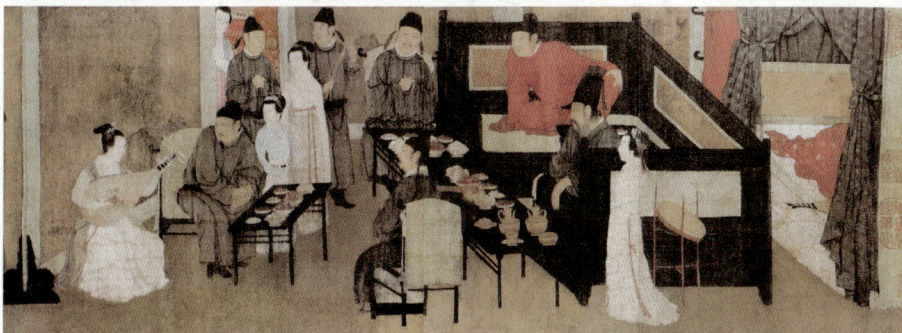

【图12　五代 顾闳中《韩熙载夜宴图》局部】

2.《韩熙载夜宴图》是五代十国时期南唐画家顾闳中的绘画作品，纵28.7厘米，横335.5厘米，现存为宋摹本，绢本设色，藏于故宫博物院。

该画描绘了官员韩熙载家设夜宴载歌行乐的场面，完整地记述了韩府夜宴过程，即琵琶演奏、观舞、宴间休息、清吹、欢送宾客五段场景。整幅作品线条道劲流畅，色彩明丽而协调。此画采用了传统的打破时间概念的构图方式，并穿越时间观念把先后进行的活动展现在同一画面上。虽然整幅画情景节奏繁杂，人物动势变化多样，却安排得宾主得当，疏密有致，场景衔接白然连贯。

3.《芙蓉锦鸡图》，绢本设色，纵81.5厘米，横53.6厘米，传为宋徽宗所作，现藏故宫博物院。

画面上芙蓉枝头微微下垂，枝上一只五彩锦鸡，回首顾望花丛上的双蝶，比较生动地描写了锦鸡的动态。五彩锦鸡、芙蓉、蝴蝶虽然均为华丽的题材，但如此构图便不同于一般装饰，而充满了活趣。加以双勾笔力挺拔，色调秀雅，线条工细沉着；渲染填色薄艳娇嫩，细致入微，精工而不板滞，形神兼备，富有逸韵。

【图13　宋徽宗《芙蓉锦鸡图》】

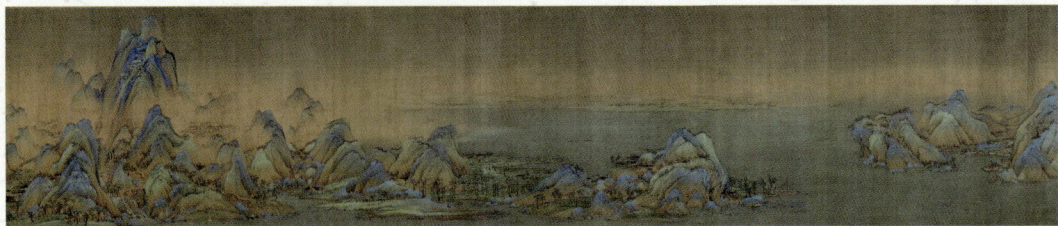

【图14 北宋 王希孟《千里江山图》局部 】

4.《千里江山图》，绢本青绿设色，纵51.5厘米，横1191.5厘米，无款，据卷后蔡京题跋知系王希孟所作，现藏故宫博物院。

作品以长卷形式，描绘了连绵的群山冈峦和浩淼的江河湖水，于山岭、坡岸、水际中布置、点缀亭台楼阁、茅居村舍、水磨长桥及捕鱼、驶船、行旅、飞鸟等，描绘精细，意态生动。景物繁多，气象万千，构图于疏密之中讲求变化，气势连贯，以披麻皴与斧劈皴相合，表现山石的肌理脉络和明暗变化；设色匀净清丽，于青绿中间以赭色，富有变化和装饰性。作品意境雄浑壮阔，气势恢宏，充分表现了自然山水的秀丽壮美。被称为"中国十大传世名画"之一。

5.《出水芙蓉图》，绢本设色，纵23.8厘米，横25厘米，南宋画院待诏吴炳的作品，藏于故宫博物院。

这幅团扇画作是南宋院体画中花鸟小品的代表作品之一。宋人小品构图篇幅小，内容上多表现特定的场境和瞬间情态，于状物精微的同时流露出醇美的诗情画意。此图绘出荷花一朵，淡红色晕染，花下亲以绿叶，叶下荷梗三枝。作者用略微俯视的特写手法，荷花造型端庄正大，在小小的扇面中占据中间主体位置，花瓣圆润舒展，花蕊洁白，似光晕朗照，描绘出荷花的雍容外貌和高洁的品质。

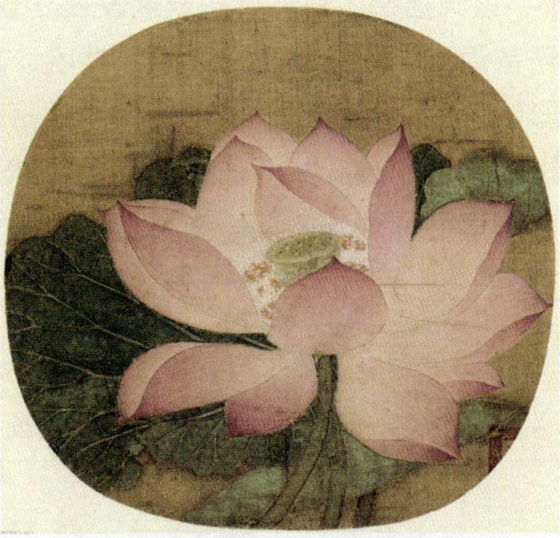

【图15 南宋 吴炳《出水芙蓉图》】

学习检测

单选题

1.《清明上河图》中描绘的是历史上哪座城市？这座城市今天的称谓是什么？（ ）

  A.汴梁 开封　　　　B.汴梁 西安　　　　C.长安 西安　　　　D.汴梁 临安

2.《清明上河图》的作者是谁？（ ）

  A.宋徽宗　　　　　B.张择端　　　　　C.郭熙　　　　　　D.范宽

3.张择端是哪个历史时期的画家？（ ）

  A.北宋初年　　　　B.北宋末年　　　　C.南宋　　　　　　D.元代

4.《清明上河图》是一件什么类型的绘画作品？（ ）

  A.历史人物画　　　B.山水画　　　　　C.人物风俗画　　　D.花鸟画

多选题

1.下列作品中哪些是中国古代院体画的艺术特色？（ ）

  A.讲究法度　　　　B.形神兼备　　　　C.风格华丽　　　　D.工整细腻

2.下列哪些是两宋时期宫廷画院的画家？（ ）

  A.张宣　　　　　　B.吴炳　　　　　　C.王希孟　　　　　D.李唐

3.下列作品中哪些是传为宋徽宗创作的？（ ）

  A.《瑞鹤图》　　　B.《芙蓉锦鸡图》　C.《腊梅山禽图》　D.《五色鹦鹉图》

应用与提升

▶ 在拓展欣赏的作品中选择一幅作品进行探究和分析，并完成作品分析图表。

赏析维度		信息采集
直觉感受		
背景信息	时代	
	地区	
	流派	
	艺术家	
作品分析	创作动机	
	题材内容	
	思想感情	
	形式及技法特色	

书网融合……

 微课1　 微课2　 微课3　微课4

模块 **2**

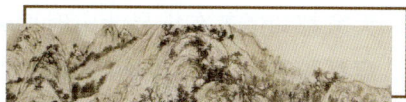

中国古代文人绘画

模块二丨中国古代文人绘画

学习目标

　　通过对中国古代著名文人绘画《富春山居图》等作品的欣赏、感悟和分析，了解文人画的含义，感知文人画的审美意境，理解文人画的艺术特色，知道中国古代文人画的代表画家和作品，并能够应用相关知识对同类型风格的绘画作品进行辨识和分析。

📇 学习准备

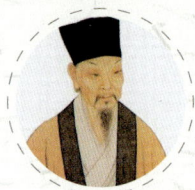

— 苏轼 —

　　大家都知道苏东坡是北宋时期著名的文学家，他的很多诗词文章都脍炙人口，但你知道他还是一位了不起的书画家吗？请同学查阅苏东坡与绘画的相关信息资料，自选角度，按照一定的逻辑顺序整理成课件形式，并做好课上讲解的准备。

作品赏析

▶《富春山居图》 📱微课1

🖐 故事导入

焚画殉葬富春山

　　《富春山居图》是黄公望82岁时为好友无用师所绘，用三四年时间才画成，画面表现出秀润淡雅的风貌，气度不凡。1350年黄公望将此图题款送给无用师。《富春山居图》便有了第一位藏主，从此开始了它在人世间600多年的坎坷历程。清顺治年间，吴氏子弟，宜兴收藏家吴洪裕得之后更是珍爱之极，此时《富春山居图》在吴家已经传承了三代。1650年，江南宜兴吴府，卧病在床的吴洪裕到了弥留之际，气如游丝的他死死盯着枕头边的宝匣，家人明白了，老爷临死前还念念不忘那幅心爱的山水画。有人取出画，展开在他面前，吴洪裕的眼角滚落出两行浑浊的泪，半晌，才吃力地吐出一个字：烧。说完，慢慢闭上了眼睛。在场的人都惊呆了，老爷这是要焚画殉葬呀！要被烧掉的画就是国宝文物《富春山居图》。在众目睽睽之下，画被丢入火中，火苗一闪，画被点燃了！就在画作即将付之一炬的危急时刻，从人群里猛地窜出一个人，抓住火中的画用力一甩，愣是把画抢救了出来，他就是吴洪裕的侄子吴静庵。为了掩人耳目，他又往火中投入了另外一幅画，用偷梁换柱的办法，救出了《富春山居图》。画虽然被救下来了，却在中间烧出几个连珠洞，断为一大一小两段，此画起首一段已烧去，所幸存者，也是火痕斑斑了。

从此，稀世国宝《富春山居图》一分为二。后经裁剪，装裱成一大一小两幅作品，前段较小，称"剩山图"；后段画幅较长，称"无用师卷"。

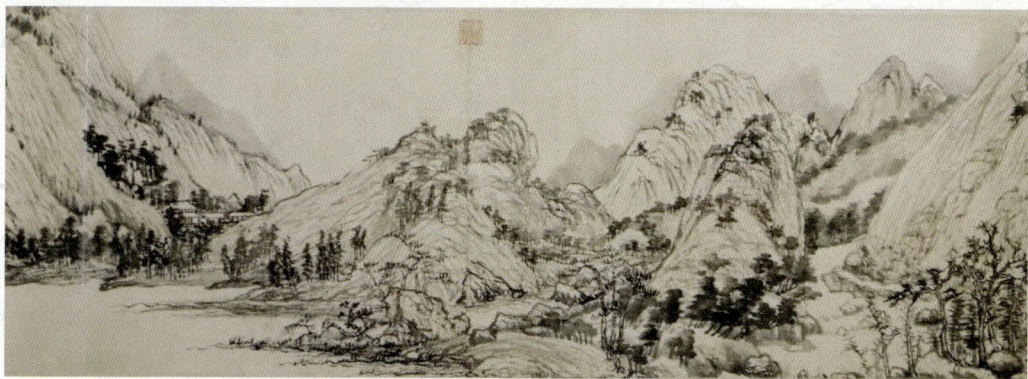

【图1元　黄公望《富春山居图》局部】

📅 时代背景

马背上的王朝——元代

元代（1271—1368年）是蒙古族建立的王朝。1206年，成吉思汗铁木真统一漠北建立蒙古帝国后开始对外扩张，先后攻灭西辽、西夏和金朝。1260年，忽必烈即汗位，建元"中统"。1271年，忽必烈取《易经》"大哉乾元"之意改国号为"大元"，次年迁都燕京，称大都。

1279年，元军在崖山海战灭南宋统一中国，结束了自晚唐五代以来的分裂局面。元朝的历史不足百年，然而在中

【图2　忽必烈画像】

华美术史上占有举足轻重的地位。由于元朝统治者在政治上实行等级制度，许多知识分子不愿在元朝做官，多避居山林，呼朋唤友，寄情于书画。重笔墨，尚意趣的文人画风取得了突出的成就。赵孟頫和元四家就是这一时期文人画家的代表。

作品导读 　　微课2

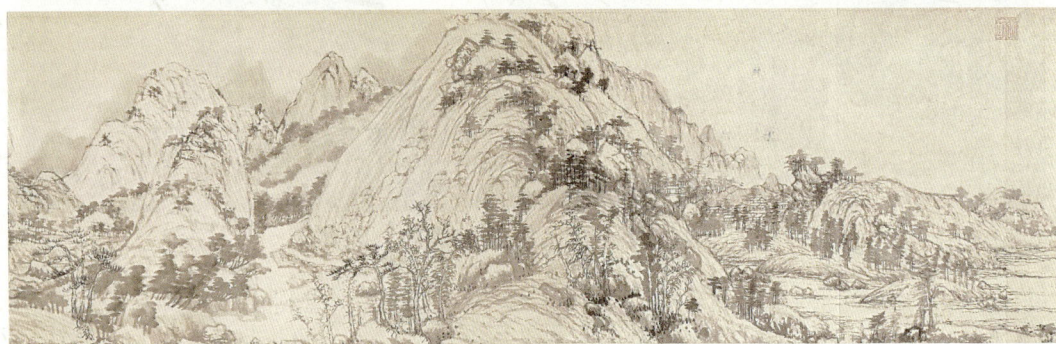

【图3　元 黄公望《富春山居图》局部】

《富春山居图》是元朝画家黄公望为他的好友无用师所绘的山水长卷，以富春江为背景，全图用墨淡雅，山和水的布置疏密得当，墨色浓淡干湿并用，极富于变化，是黄公望的代表作，被称为"山水中之兰亭"。《富春山居图》笔墨清润、意境简远，观此长卷，山峰起伏，林峦蜿蜒，平岗连绵，江水如镜，境界开阔辽远，雄秀苍莽，简洁清润。凡数十峰，一峰一状；数百树，一树一态；变化无穷。全图纯以水墨完成，近山用枯笔勾皴，疏朗简秀，清爽潇洒；远山及沙洲以淡墨抹出，略见笔痕。笔墨简练而疏淡，于柔美中见苍茫。把浩渺连绵的江南山水表现得淋漓尽致，达到了"山川浑厚，草木华滋"的境界。

👍 欣赏要点

1. 富有音律感的构图

整幅作品中，起伏的山势形成自然的段落，江水贯穿始终，景物疏密有致、起承转合、环环相扣引人入胜。布局疏密有致，变幻无穷，可谓景随人迁，人随景移，达到了步步可观的艺术效果。

2. 纯真的笔墨境界

整卷作品笔墨简约、空灵疏秀、墨色清润，线条绵长，平行交错，乱而有序，条理清晰，笔意疏松，不露雕琢而神形具现。

👤 认识艺术家

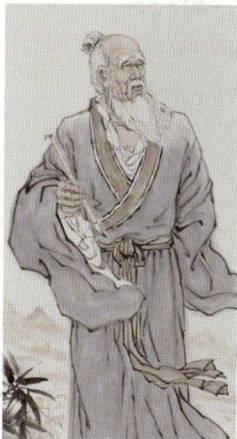

黄公望 (1269—1354)，元代画家，字子久，号一峰，大痴道人，常熟人

擅长画山水，多描写江南自然景物，以水墨，浅绛风格为主，与吴镇，王蒙，倪瓒并称元四家。原系浙西廉访司一名书吏，因上司贪污案受牵连，被诬入狱。出狱后改号"大痴"，从此信奉道教，云游四方，以诗画自娱。他生活坎坷，寒暖自知，所绘山水，必亲临体察，画上千丘万壑，奇谲深妙。其笔法初学五代宋初董源、巨然一派，后受赵孟頫熏陶，善用湿笔披麻皴，为明清画家大力推崇，成为"元四家"中最具声望的大画家。代表作品有《富春山居图》《九峰雪霁图》《快雪时晴图》等。

体验与创造

任务说明 联想富春江的自然景色，用彩色的画笔为《富春山居图》上色，将你涂色后的《富春山居图》和原作进行比较，分析两幅画表现的美有什么不同？

富春山水色——富阳

> 富阳古称富春，位于杭州的西南面，是一座历史悠久的城市。整体地貌以"两山夹江"为最大特征。天目山余脉绵亘西北，仙霞岭余脉蜿蜒东南，富春江西入东出，斜贯市境中部。既赋山城之美，又具江城之秀，是座典型的江南山水园林文化城市。富阳山水之名主要出于流贯浙江省桐庐、富阳两地的富春江，它一头连着素有"人间天堂"美誉的杭州西湖，一头连着人称"归来不看岳"的安徽黄山，两岸群山连绵，江中沙洲点点，景色宜人，素有"天下佳山水，古今推富春"之盛誉。

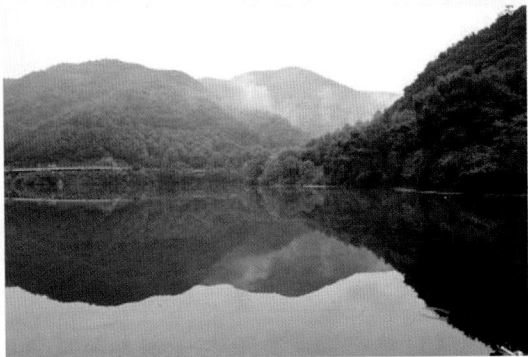

【图4　浙江 富春江】

▶《兰竹全性图》

🖐 故事导入

"难得糊涂"的由来

有一年，郑板桥到莱洲云峰山观摩郑文公碑，夜晚借宿在山下一老儒家中，这老人称自己为糊涂老人，他谈吐高雅举止不凡，与人交谈起来十分融洽。

老人的家中有一块特大的砚台，这砚台石质细腻，镂刻精美，实为世间极品。老人请郑板桥先生为之留下墨宝，以便请人刻于砚台的背面，于是郑板桥依糊涂为引，题写了"难得糊涂"四字，同时还盖上了自己的名章"康熙秀才雍正举人乾隆进士"。

这砚台有方桌一般大小，郑板桥写过之后，还留有很大的一块空地，于是请老人题写一段跋语，老人没加任何推辞，提笔写道："得美石难，得顽石尤难，由美石转入顽石更难。美于中，顽于外，藏野人之庐，不入富贵之门也。"写罢也盖了方印，印文是："院试第一，乡试第二，殿试第三。"郑板桥先生看后，知道是遇到了一位情操高洁雅士，顿感自身的浅薄，其敬仰之心犹然而生，见砚台中还有空隙，便提笔补写道："聪明难，糊涂尤难，由聪明而转入糊涂更难。放一着，退一步，当下安心，非图后来报也。

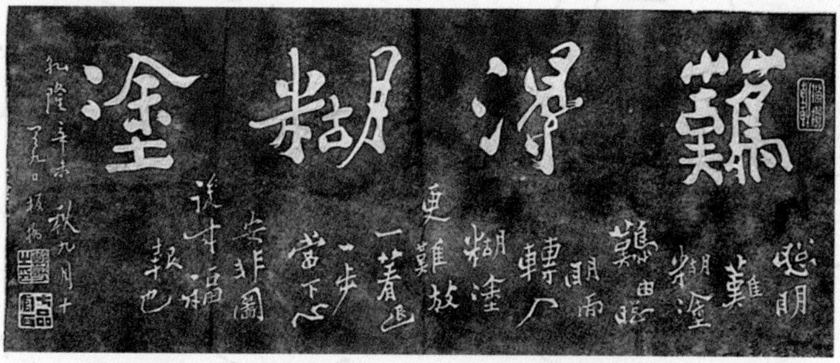

【图5　郑板桥《难得糊涂》碑刻拓片】

时代背景

中国封建社会的末日辉煌——康乾盛世

　　康乾盛世也称康雍乾盛世，该时期经历了康熙、雍正、乾隆三代皇帝，持续时间长达134年，是清朝统治的最高峰，在此期间，中国社会的各个方面在原有的体系框架下达到极致，改革最多，国力最强，社会稳定，经济快速发展，人口增长迅速，疆域辽阔。当时的国内生产总值恢复到世界的三分之一。但由于当时的封建统治者重农抑商，轻视工商业的发展，对内实行阶级压迫，对外闭关锁国，使得这一局面无法长久。

欣赏要点

1.险绝的构图

　　画面的构图呈现横向结构出的一个巨大的三角形，以左侧的这边为底，以右下方的竹叶为顶角，岩石、兰叶、竹叶的走势均向右侧倾斜，形势险绝。

2.墨色的表现

　　古人讲"墨分五色"，此幅兰竹葱郁繁茂，画家利用浓淡干湿的墨色对兰花进行分组表现，浓墨爽朗，淡墨温润，深浅色调交替出现，自然过渡，不仅丰富了画面层次和节奏，而且表现出了湿润清凉的气息，提升了画面的意境美。

3.书法的妙用

　　该画中的题字不仅从内容上表现了画家审美理想和感情寄托，更重要的是从形式上四行小字紧密集结成了一个长方形块面，填充了左侧一块岩石，构成了一个灰色的区域，强化大三角形的整体感。

作品导读

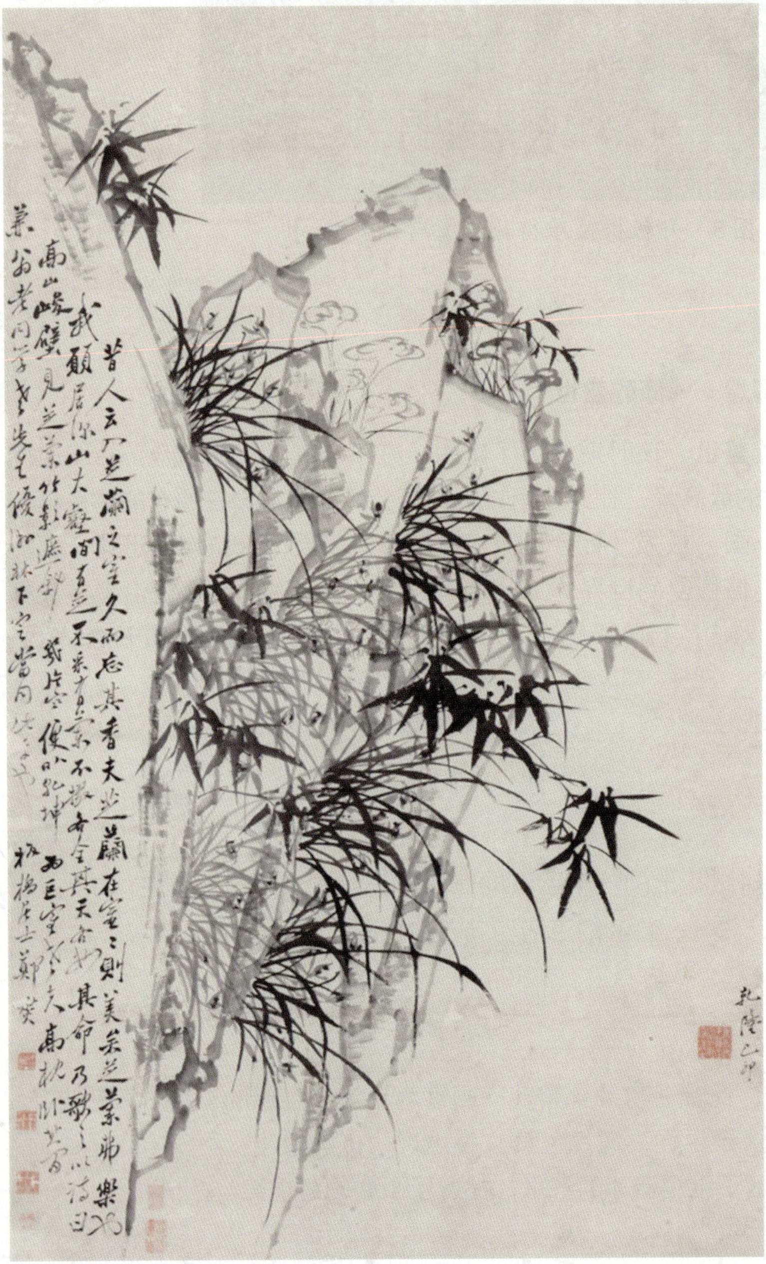

【图6 郑板桥《兰竹全性图》】

《兰竹全性图》，纸本水墨，清代著名画家郑板桥的代表作品。画面左侧伸出一大块峭壁，峭壁的岩峰中幽兰丛生，俯仰倚侧，顾盼生情。兰叶用笔遒劲圆润，疏爽飞动，岩石用淡墨勾勒，笔法秀挺硬气，皴擦较少却神韵俱全。兰竹用墨浓淡相映，虚实相照，妙趣横生。全图气势俊逸，傲气风骨让人感慨。正如郑板桥自己所说：“石多于兰，兰多于竹，无紫无红，惟青惟绿，是为君子之谷。

认识艺术家

郑板桥（1693—1765），原名郑燮，号板桥，人称板桥先生，江苏兴化人，乾隆元年进士

曾任山东范县、潍县县令，政绩显著，后客居扬州，以卖画为生，是"扬州画派"中的重要人物。郑板桥一生只画兰、竹、石，自称"四时不谢之兰，百节长青之竹，万古不败之石，千秋不变之人"。其诗书画，世称"三绝"，是清代比较有代表性的文人画家，著有《郑板桥集》。

体验与创造

任务说明 传说古人画墨竹多受竹影启发，请在生活中观察竹影的形态，并截取合适的构图，拍摄照片。或将竹子照片在绘图软件中处理成水墨画的效果，从中感悟"墨竹"的情韵。

跟着名作去旅行

大运河的起点——扬州

扬州，古称广陵、江都、维扬，建城史可上溯至公元前486年，首批国家历史文化名城。位于江苏省中部、长江与京杭大运河交汇处，是大运河的发祥地，有着"中国运河第一城"的美誉。扬州旅游资源丰富，市内有著名的瘦西湖风景区，有个园、何园、片石山房等明清时期的江南园林，以及大明寺，盂城驿等文化景区。

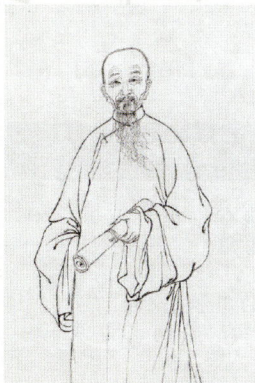

【图7 扬州 瘦西湖】

分析与归纳

完成作品对比分析图表

赏析维度	《富春山居图》	《兰竹全性图》	备选项
创作动机			A. 馈赠有人 B. 借景抒情
题材内容			A. 江南的山水美景 B. 修竹兰草
思想感情			A. 表现对太平盛世的颂扬 B. 体现了隐居于山林而忘于江湖的人生态度 C. 表现清静高洁的人生品格。
形式及技法特色			A. 长披麻皴 B. 明暗法 C. 枯润墨法 D. 阔远法 E. 写意笔法

知识要点

1.文人画：泛指中国封建社会中文人、士大夫创作的绘画，区别于宫廷院体和民间绘画。文人画通常以托物言志为创作动机，不以再现现实生活为目的。文人雅士通过绘画抒泄胸中之逸气，不求工整与形似，只是随兴所至，表现笔情墨趣和审美理想。

2.写意画：中国传统绘画的一个类别，是指用简练的笔法概括描绘景物形态结构的绘画类型，与工笔画相对，是文人绘画的典型样式。按形象概括和笔墨粗放的程度可分为小写意和大写意。与工整细腻的院体绘画相比，写意画更强调对物象造型结构和神采的概括表现，常以书入画，气韵生动。

拓展欣赏

1.《枯枝竹石图》，纸本水墨，纵：25.9厘米，横：69.2厘米，元代画家赵孟頫的代表作品，现藏台北故宫博物院。

【图8　元　赵孟頫《枯枝竹石图》】

此图描绘由奇石、枯木、丛竹、兰草所构成的田野小景。一石布置于画面正下方而取斜势，石后有二三枯木，高低错落，相互扶助，与石一起构成画面主体。奇石前后有高低不同三丛细竹扶衬奇石，石脚并有三丛兰草，整体布置居正而有势。画家用笔直以写法，顿挫自然，松秀灵活，墨色浓淡变化虽不明显，但其枯润变化丰富。兰竹多以湿笔，树石则枯湿结合，依其行笔的速度、提按、转折，笔锋正侧等造成气势流动之感，虽为枯木，却仍生机勃勃，极具生命力。

图9　元　倪瓒《六君子图》

图10　元　吴镇《洞庭渔隐图》

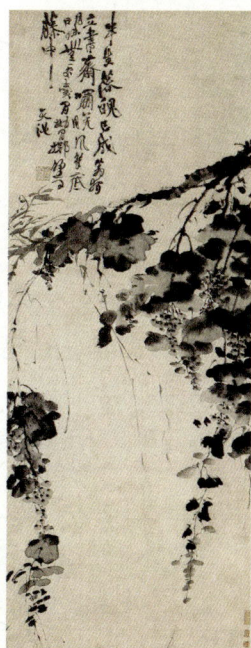

图11　徐渭《墨葡萄图》

2.《六君子图》，纸本水墨，纵：61.9厘米，横：33.3厘米，元代画家倪瓒的代表作品，现藏上海博物馆。

构图是典型的倪画"三段式"：一水间隔两岸，近岸土坡陂陀，挺立着六株古木，据辨析是：松、柏、樟、楠、槐、榆树，背后河水茫茫，遥远的天边是起伏的山峰，意境清远萧疏。其时倪瓒的笔墨风格也趋成熟：勾、皴用笔燥而灵动，山石以其特色的折带皴勾、皴，而土坡则兼用披麻皴乃至解索皴，使土和石的形态及质感更为分明。

树分为以2株和4株2组，枝干挺拔彰显"正直特立"，而树叶则2株以线勾，4株为点叶，错落有致。以干笔在树身和坡石的结构折转处及暗部略施擦笔，然后以淡墨破染，浓墨点苔，达到结构扎实，层次分明的效果。

3.《洞庭渔隐图》，纸本水墨，纵146.4厘米，横58.6厘米，现藏台北故宫博物院。

这是元代画家吴镇六十二岁的作品，采用"一河两岸"式的构图，近景画双松挺立，枯树横斜，隔岸则是迤逦的山坡，与水边荡桨的渔舟，突出了江南山重水复的自然之美。山石作披麻皴，再加湿笔浓墨点苔，充分发挥了水墨氤氲的特性，抒发了幽闲澹远的情致。虽然布局简略，但添加左边角的署名，以及上方的题词之后，别具一番宁静典雅的情调。

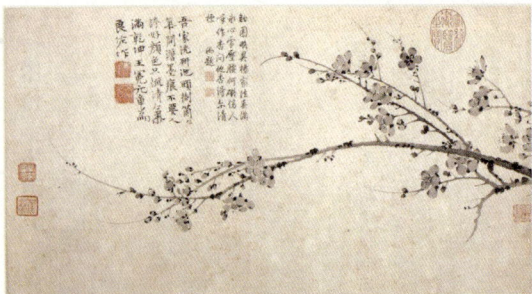

【图12　元　王冕《墨梅图》】

4.《墨梅图》，纸本水墨，纵31.9厘米，横50.9厘米，元代画家王冕的代表作品，现藏故宫博物院。

梅花是"四君子"之一，探波傲雪，剪雪裁冰，一身傲骨，是为高洁志士。画中墨梅劲秀芬芳、卓然不群。主枝横出呈S型，取生发之势，用笔劲健有力。枝头缀满繁密的梅花，或含苞欲放，或绽瓣盛开，或残英点点，清气袭人，深得梅花清韵。上方题诗一首，旨在抒发内心的情感和审美理想，标注着文人的清高与气节。

5.《墨葡萄图》，是明代画家徐渭创作的一幅纸本水墨画，纵165.4cm，横64.5厘米，现藏故宫博物院。

画家用大写意的酣畅笔墨挥洒出错落的低垂老藤，茂叶以大块水墨点成，串串葡萄也在水墨的浓淡间显得晶莹欲滴、意趣横生，可谓不求形似而得其神似。该画以草书笔法作画，行笔豪迈而不肆野，叶、果用淡墨加胶矾挥洒，墨气淋漓酣畅，产生了极佳的晕散效果。

学习检测

单选题

1. 被认为是元代文人画运动领袖的是哪位画家？（　　）

A. 赵孟頫　　　　B. 黄公望　　　　C. 王冕　　　　D. 倪瓒

2.《富春山居图》的作者是谁？（　　）

A. 黄公望　　　　B. 倪瓒　　　　C. 王蒙　　　　D. 吴镇

3.《富春山居图》运用的是山水画中的哪种皴法？（　　）

A. 豆瓣皴　　　　B. 斧劈皴　　　　C. 披麻皴　　　　D. 解锁皴

4. 清代画家郑板桥擅长画什么题材的作品？（　　）

A. 兰竹　　　　B. 山水　　　　C. 梅花　　　　D. 牡丹

多选题

1. 中国古代文人画的特征有哪些？（　　）

A. 托物言志　　　　B. 写意造型　　　　C. 以书入画　　　　D. 笔墨情趣

2. 下列哪些是被称作"元四家"的画家？（　　）

A. 黄公望　　　　B. 倪瓒　　　　C. 王蒙

D. 吴镇　　　　E. 赵孟頫

3. 下列哪些作品是元代画家黄公望的作品？（　　）

A.《富春山居图》　　　　　　　　B.《渔父图》

C.《九峰雪霁图》　　　　　　　　D.《快雪时晴图》

应用与提升

▶ 在拓展欣赏的作品中选择一幅作品进行探究和分析，并完成作品分析图表。

赏析维度		信息采集
作品名称		
直觉感受		
背景信息	时代	
	地区	
	流派	
	艺术家	
作品分析	创作动机	
	题材内容	
	思想感情	
	形式及技法特色	

书网融合……

微课1   微课2

模块 3

书 法 艺 术

书法艺术

模块三 | 书法艺术

PPT

学 习 目 标

通过对《兰亭序》《大唐中兴颂》等中国古代著名书法作品的欣赏、感悟和分析，了解书法艺术的范畴、书体的主要类别和特征，感知不同书体的艺术特色，知道中国古代代表性的书法家和作品，并能够应用相关知识对其中的经典作品进行辨识和分析。

学习准备

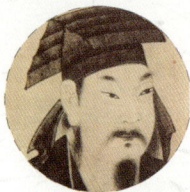

— 王羲之 —

王羲之被称作中国历史上的书圣。他不仅留下了不朽的书法作品，也留有不少有趣的故事。请同学查阅王羲之的相关信息资料，自选角度，按照一定的逻辑顺序整理成课件形式，并做好课上讲解的准备。

作品赏析

▶ 《兰亭序》 微课1

故事导入

醉后的书稿竟成了巅峰之作

东晋永和九年（公元353年）的三月初三，王羲之邀请谢安、孙绰等41位文人雅士聚于会稽山阴的兰亭修禊，曲水流觞，饮酒作诗。41位魏晋名士列坐溪边，书童将盛满酒的羽觞放入溪水中，随风而动，羽觞停在谁的位置，此人就得赋诗一首，倘若是作不出来，可就要罚酒三杯。正在众人沉醉在酒香诗美的回味之时，有人提议不如将当日所做的37首诗，汇编成集，这便是《兰亭诗集》。这时，众人又推王羲之为诗集写一篇《兰亭集序》。王羲之酒意正浓，提笔在蚕纸上畅意挥毫，一气呵成。

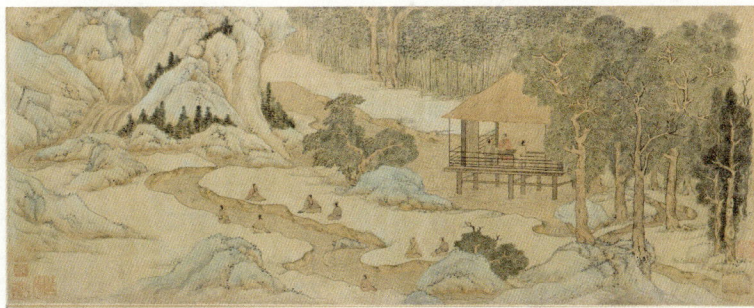

【图1 文征明《兰亭修契图》】

这就是名噪天下的《兰亭序》。序文,共二十八行,三百二十四字。序中记叙兰亭周围山水之美和聚会的欢乐之情,同时也抒发王羲之对好景不能久在和人生无常的感慨。

不过因为是草稿,所以全文有多处涂改,第二天,王羲之酒醒后,伏案挥毫在纸上将序文重书一遍,却自感不如原文精妙。他有些不相信,一连重书几遍,仍然不得原文的精华。这时他才明白,这篇序文已经是自己一生中的顶峰之作,自己的书法艺术在这篇序文中得到了酣畅淋漓的发挥。

时代背景

江左风流——东晋

公元316年西晋灭亡,第二年,镇守建康的晋宗室司马睿在江南重建晋室,史称东晋。东晋时期,整个朝廷都由世族大家把持,先是出身琅琊王氏的王导,其后又有陈郡谢氏的谢安、谢玄、王敦等等。唐代诗人刘禹锡诗作《乌衣巷》中"旧时王谢堂前燕,飞入寻常百姓家"的诗句讲的"王谢"就是指东晋时期的2个最大的门阀士族。当时东晋政权面临内忧外患,战乱频繁,政治黑暗,知识分子和贵族子弟则形成了特别的人生观和世界观,大多形在庙堂之上,心怀江湖之远,

【图2 傅抱石《竹林七贤图》】

以"竹林七贤"和"兰亭名士"为代表。他们率真洒脱,性情放达,主张清谈。这是在当时的政治环境下形成的文化氛围,深深影响着人们的心理与行为,从而构成了这一时代所特有的社会现象。

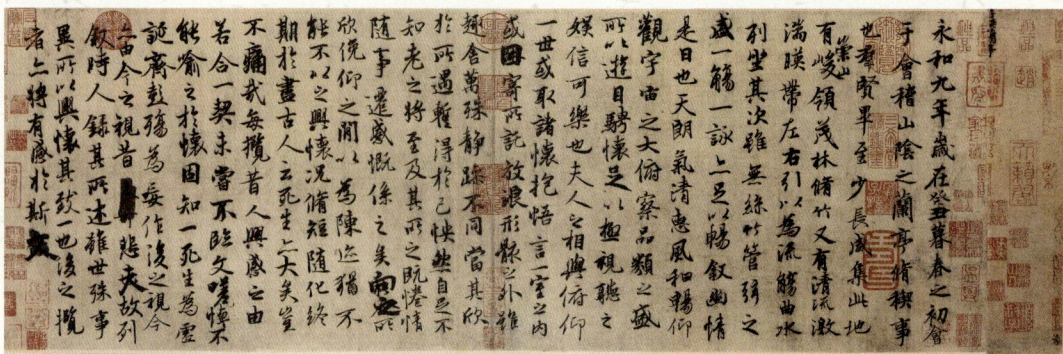

【图3　王羲之《兰亭序》】

《兰亭序》，小字行书作品，纵二十四点五厘米，横六十九点九厘米。共二十八行，三百二十四字。文中记叙了兰亭周围山水之美和兰亭雅集的欢乐之情，又抒发人生苦短，生死无常的感慨。从艺术角度来看，《兰亭序》字字飘若浮云，娇如游龙，波谲云诡，变化无穷。一改汉魏以来质朴稳拙的书风，开妍美流便的先河，其雄秀之气，似出天然。作者的风度、气质、襟怀、情操，亦糅进了作品之中，这是王羲之三十三岁时的得意之作，标志着王羲之书法艺术的最高境界，章法、结构、笔法都很完美。宋代书法家米芾推《兰亭序》为"天下第一行书"。

欣赏要点

1. 笔法精妙

《兰亭序》中每一个字在起、行、收上都做了精细的处理，牵丝映带无丝毫懈怠。中侧锋并用，藏露结合，笔画跳荡，线形多变可做成熟行书的范式。

2. 平中寓奇

《兰亭序》在结构上貌似平正，实际在细微处极尽变化之能事，不求对称的形式感而强调揖让的内在呼应，不求均匀的稳定而强调对比的视觉冲击。此外同样的字采用不同的造型，达到多样化的统一。文中20个"之"字、7个"不"字、5个"怀"字等等，在造型写法上无一雷同。

3. 章法自然

气韵生动。通篇纵有行而横无列，上齐下不齐。上下字之间通过大小错落、穿插、字间距的疏密变化等要素的运用，使得行气流程，富于节奏感。

认识艺术家

王羲之，字逸少，琅琊临沂人

王羲之出身于魏晋名门琅琊王氏，因官至右军将军，故又称"王右军"。王羲之的书法不泥于古，不背乎今，推陈出新，更为后代开辟了新的天地，在真行草各书体中都有很高的造诣，对后世有极大的影响，被称作"书圣"。楷书代表作品有《乐毅论》《黄庭经》《曹娥碑》等，行书代表作有《兰亭序》《快雪时晴帖》《二谢帖》《平安帖》等，草书代表作品有《十七帖》《初月帖》《远宦帖》等。

【图4　王羲之】

体验与创造

任务说明　在王羲之行书作品《兰亭序》中，"同字异形"是其重要的艺术特征，请找出《兰亭序》中相同的字，比较这些字在书写形态上的区别。

跟着名作去旅行

古越州——会稽

会稽就是今天的绍兴，位于浙江省中北部、杭州湾南岸。越国从夏代无余建国，辖区主要包括浙江绍兴、上虞一代。战国初，越王勾践大败吴国，越国疆域拓展至江淮地区。秦王政二十五年，降越君，称会稽郡。晋称会稽国，隋大业元年起称越州，此后越州与会稽郡名称交替使用。南宋高宗赵构取"绍奕世之宏休，兴百年之丕绪"之意，于

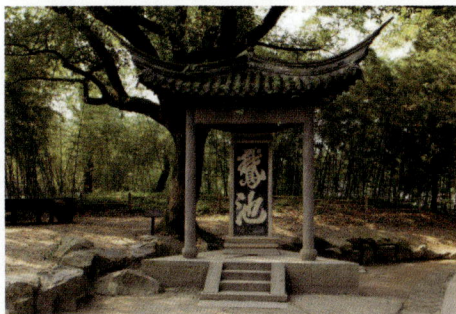

【图5　绍兴　兰亭】

建炎五年改元绍兴，升越州为绍兴府，是为绍兴名称之由来，并沿用至今。

今天的绍兴下辖诸暨市、嵊州市、上虞区，新昌县等辖区，拥有丰富的自然资源和人文资源。全市现有各级自然保护区７６处，国家级森林公园４处。全球重要农业文化遗产１处，即绍兴会稽山古香榧群，面积４０２平方千米。市区内有鲁迅故居、咸亨酒店，还有陆游与唐婉邂逅的沈园。在绍兴古城西南约１３公里处的兰渚山下就是王羲之当年书写《兰亭序》的地点——兰亭。

▶《大唐中兴颂》

✋ 故事导入

历史为何让英雄落泪

公元755年，唐朝天宝年间爆发了"安史之乱"。在抗击安禄山的斗争中，颜真卿的堂兄颜杲卿和他一起发兵讨伐叛军。他率军和叛军苦战了好几天，可是因为寡不敌众被叛军俘获了。安禄山叫手下人把颜杲卿和他的小儿子季明押到自己面前，问："你为什么要反叛我？"颜杲卿瞪着双眼，连声大骂道："呸！我是唐朝的臣子，我为国家讨伐叛贼这叫什么反叛？"安禄山又气又恨，叫人用铁钩钩断了颜杲卿的舌头，可是颜杲卿还是骂不绝口。最后残暴的安禄山竟下令把颜杲卿父子活活地剐死了。

颜杲卿父子遇害的消息传到了平原，颜真卿悲愤极了。他想到颜杲卿一家满门忠烈，全家三十多口人为国捐躯，就连少年英俊的小侄子季明也惨死在叛军的屠刀下，不由得泪流满面。

为了寄托自己的哀思，颜真卿决定为侄子季明写一篇祭文。他快步走到书案前，提笔写了起来。他越写越快，越写越悲愤，国恨家仇全部凝聚在笔端，一篇文字苍凉悲壮的祭文一气呵成。这就是被后人称为天下第二行书的《祭侄文稿》。

📅 时代背景

唐朝的转折点——安史之乱

唐玄宗开元时期，社会经济虽然达到空前繁荣，出现了盛世的局面，同时由于封建经济的发展，加速了土地兼并，以至百姓多迁徙流亡。加之唐朝最高统治集团日益腐化，促使社会矛盾不断加剧，加之统治阶层内部的矛盾，最终于公元755年12月爆发了由节度使安禄山与史思明同唐朝争夺统治权的内战，也称作天宝之乱。这场内战使得唐朝人口大量丧失，国力锐减，促使唐代开始出现藩镇割据的局面。这场战争历时八年，

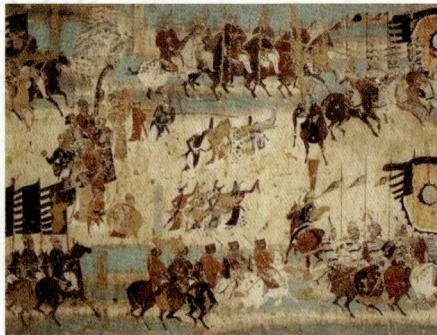

【图6 唐代 壁画 安史之乱】

席卷半壁江山的战火不仅成为唐朝的转折点，更是中国封建社会由开放转向保守的转折点。

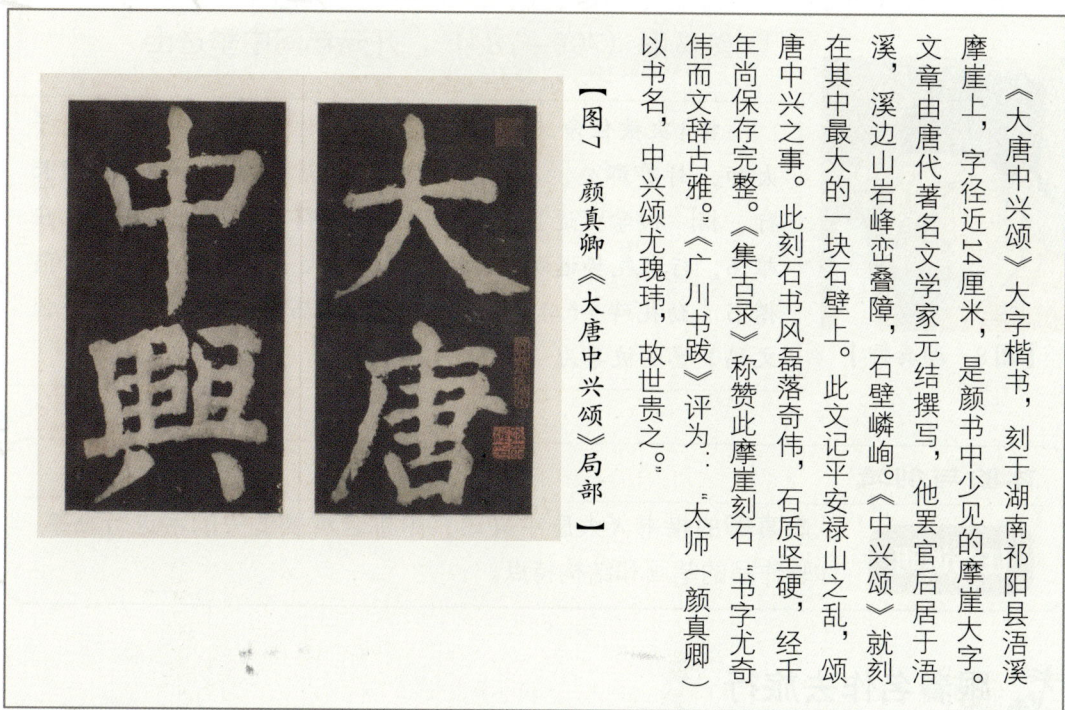

【图7 颜真卿《大唐中兴颂》局部】

《大唐中兴颂》大字楷书，刻于湖南祁阳县浯溪摩崖上，字径近14厘米，是颜书中少见的摩崖大字。文章由唐代著名文学家元结撰写，他罢官后居于浯溪，溪边山岩峰峦叠嶂，石壁嶙峋。《中兴颂》就刻在其中最大的一块石壁上。此文记平安禄山之乱，颂唐中兴之事。此刻石书风磊落奇伟，石质坚硬，经千年尚保存完整。《集古录》称赞此摩崖刻石"书字尤奇伟而文辞古雅。"《广川书跋》评为："太师（颜真卿）以书名，中兴颂尤瑰玮，故世贵之。"

欣赏要点　e 微课3

1. 正大气象

作为颜体楷书的代表，此作雄秀端庄，大气磅礴，笔力雄强，字型方正，气度恢宏，具有盛唐的气象。

2. 结体宽博

颜体楷书结字，外紧内松，宽博大气。笔画向四周靠拢，字内空间充盈饱满。体势开张，笔画舒展。

3. 篆籀入楷

颜体楷书，将大篆笔法中的凝重浑厚的笔法笔意融于楷书的行笔过程，使得他的楷书于圆满中见筋骨，笔力雄健，力沉势足。

🧑 认识艺术家

颜真卿（709—784），开元年间中举进士

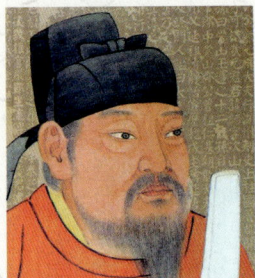

【图8　颜真卿】

　　曾4次被任命为监察御史，代宗时官至吏部尚书、太子太师，封鲁郡公，人称"颜鲁公"。颜真卿书法精妙，擅长行、楷。初学褚遂良，后师从张旭，得其笔法。其正楷端庄雄伟，行书气势遒劲，对后世影响很大。其书法代表作品有：楷书《勤礼碑》《麻姑仙坛记》《颜家庙碑》等，行书《祭侄文稿》墨迹被尊为"天下第二行书"。

体验与创造

任务说明　从颜真卿的楷书《大唐中兴颂》中挑选难度适中的字进行临摹，体验作品的笔画和结构特点。

🌴 跟着名作去旅行

十三朝古都——洛阳

　　洛阳古称雒阳、豫州，位于河南西部、横跨黄河中游南北两岸，因地处洛河之阳而得名。洛阳有着5000多年文明史、从中国第一个王朝夏朝开始，先后有商、西周、东周、东汉、曹魏、西晋、北魏、隋、唐等十三个王朝在洛阳建都，先后有105位帝王在此定鼎九州。是华夏文明的发源地之一、东汉丝绸之路的起点、隋唐大运河的重要枢纽。

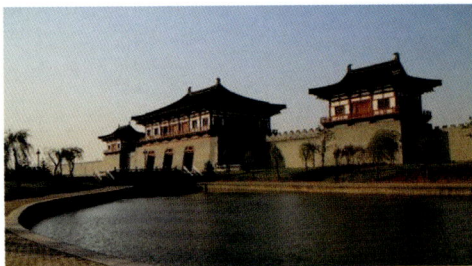

【图9　隋唐洛阳城国家遗址公园】

　　洛阳是中国重要的旅游目的地，自然景观和人文景观数以百计，其中龙门石窟、天子驾六博物馆、二里头遗址、白马寺、白居易故居、伏牛山世界地质公园等最为著名。

分析与归纳

📊 完成作品对比分析图表

赏析维度	《兰亭序》	《大唐中兴颂》	备选项
创作动机			A.为诗集写序文 B.歌颂国家的昌盛 C.科举考试
题材内容			A.感人的神话故事 B.文人聚会唱吟的情景 C.战胜叛军，复还京师的历史事件
思想感情			A.表现对自然美景的赞赏 B.表现对战乱平息表达了欢欣鼓舞之情 C.表现聚会的欢乐之情，抒发作者对于生死无常的感慨
形式及技法特色			A.篆籀笔法 B.外紧内松 C.露锋取势 D.牵丝映带 E.同字异形

知识要点

1.书法　从广义上讲是指汉字书写的方法，从狭义上讲是指以汉字为载体的书写艺术及作品。

2.书体的分类　书体是指在汉字形成、演变和发展过程中形成的具有鲜明造型特征的体式，主要包括篆书、隶书、楷书、行书、草书。

（1）大篆：浑厚朴茂，凝重含蓄，古朴雄浑，绚烂多姿。

（2）小篆：使转圆活，圆融平正，平衡对称，典雅秀丽。

（3）隶书：字形宽扁，字势开阔，笔意绵延，庄重宽博。

（4）楷书：形体方正，提按鲜明，结构严谨，端庄整齐。

（5）行书：笔法精致，行笔流畅，姿态优美，错落有序。

（6）草书：字形简约，笔势多变，笔意连绵，长于抒情。

拓展欣赏

【图10 西周《散氏盘铭文》局部】

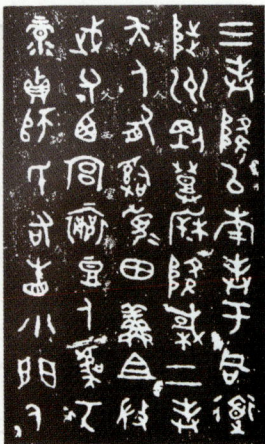

1.《散氏盘铭文》，西周晚期的青铜盘中的铭文，19行、357字。

内容为一篇土地转让契约。散氏盘铭文属于大篆中的金文，最大审美特征在于一个"拙"字，拙朴、拙实、拙厚、拙劲，线条的厚实与短锋形态，表现出一种斑驳陆离、浑然天成的美。用笔浑厚，朴茂豪迈。

字势向右下倾斜，字型结构避让有趣而不失于轻佻，多变但又不忸怩造作。字型姿态自然，变化莫测，字间呼应，随势生发，字形开张，妙趣横生。

2.《峄山刻石》，秦代小篆的代表，传为秦相李斯书。

【图11 秦《峄山刻石》局部】

原碑后被北魏太武帝登峄山时推倒。宋代淳化四年(993年)郑文宝以南唐徐铉摹本重刻于长安，今存西安碑林。该字笔画粗细一致，圆起圆收，行笔从容平和且劲健有力。笔力藏于笔画之中，使气息浩浩然、绵绵然而首尾贯通。字型体势修长，讲究对称。字的结构上紧下松，垂脚拉长，有居高临下的俨然之态。这种整齐化一的风格与秦朝政治理想是一致的。

【图12 东汉《曹全碑》局部】

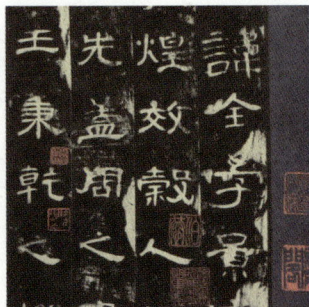

3.《曹全碑》，汉代隶书的代表作品，风格秀逸多姿和结体匀整著称，原石现藏西安碑林博物馆。

《曹全碑》的结构特点主要表现为疏朗平整，舒展奔放，字形多取横势，间有长、方结体，横向开张流畅，纵向含蓄稳健，从而使结构显得雍容大度、飘逸多姿。此碑的艺术风格以秀为主，同时又极具骨力，笔势圆熟潇洒。

4.《祭侄文稿》，唐代书法家颜真卿追祭侄子颜季明的草稿。纸本行书，纵20.8厘米，横75.5厘米，原作现藏台北故宫博物院。

【图13　颜真卿《祭侄文稿》】

颜真卿在行书中运用篆籀笔法，不露锋芒，行笔转锋，裹毫前行，力藏线中，点画圆厚饱满，气息浑厚古朴。本帖通篇用笔之间情如潮涌，书法气势磅礴，纵笔豪放，一泻千里，常常写至枯笔，更显得苍劲流畅，其英风烈气，见于笔端，悲愤激昂的心情流露于字里行间。被元人鲜于枢誉为"天下行书第二"。

5.《自叙帖》，纸本长卷，唐代草书杰作，纵31.4厘米，横1510.0厘米，共698字，原迹现在台北故宫博物院。

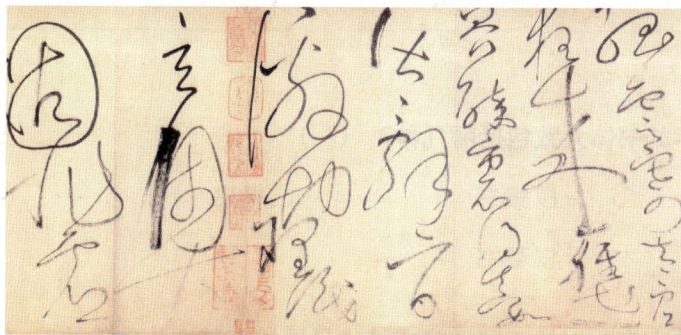

【图14　怀素《自叙帖》局部】

这是怀素狂草的代表作，内容是先自述其生平大略，然后记述了当时的名家名流对他书法艺术的赞扬之语。通篇为狂草，笔笔中锋，如锥划沙，用笔多圆转，笔法回环矫健，笔势纵横斜直无往不收；全卷草势连绵，运笔上下翻转，忽左忽右，起伏摆荡，其中有疾有缓，有轻有重，像是节奏分明的音乐旋律，极富动感，上下呼应如急风骤雨，把读者带入了如醉如狂的艺术境界。

学习检测

单选题

1.被后人尊称为"书圣"的是东晋时期哪位书法家？（　）

A.王羲之　　　　　B.王献之　　　　　C.颜真卿　　　　　D.褚遂良

2.《兰亭序》属于什么书体？（　）

A.楷书　　　　　　B.行书　　　　　　C.隶书　　　　　　D.草书

3.楷书《大唐中兴颂》的作者是以下哪位书法家？（　）

A.王羲之　　　　　B.欧阳询　　　　　C.颜真卿　　　　　D.怀素

4.下列哪件书法作品属于隶书作品？（　）

A.《曹全碑》　　　B.《峄山刻石》　　C.《祭侄文稿》　　D.《散氏盘铭文》

多选题

1.中国汉字的书体大致包括哪几种？（　）

A.篆书　　　　　　B.隶书　　　　　　C.楷书

D.行书　　　　　　E.草书

2.除了《兰亭序》以外下列哪些书法作品是"王羲之"创作的？（　）

A.《黄庭经》　　　B.《远宦帖》　　　C.《十七帖》　　　D.《快雪时晴帖》

3.下列哪些作品是唐代书法家颜真卿的作品？（　）

A.《勤礼碑》　　　B.《颜家庙碑》　　C.《祭侄文稿》　　D.《麻姑仙坛记》

应用与提升

▶ 在拓展欣赏的作品中选择一幅作品进行探究和分析，并完成作品分析图表。

赏析维度		信息采集
直觉感受		
背景信息	时代	
	地区	
	流派	
	艺术家	
作品分析	创作动机	
	题材内容	
	思想感情	
	形式及技法特色	

书网融合……

微课1

微课2

微课3

微课4

微课5

微课6

模块 ④

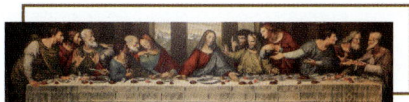

欧洲文艺复兴绘画

欧洲文艺复兴绘画

模块四丨欧洲文艺复兴绘画

学习目标

　　通过对《蒙娜丽莎》和《阿尔诺芬尼夫妇像》等作品的欣赏、感悟和分析，了解欧洲文艺复兴绘画的文化背景和影响，理解文艺复兴绘画的审美主张和艺术特色，知道当时代表性的艺术家及其作品，并能够应用相关知识对同类型风格的绘画作品进行辨识和分析。

学习准备

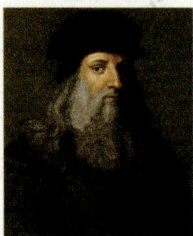

你知道达·芬奇吗？他被誉为"人类历史上的全才"

　　请同学收集和他相关信息资料，对达·芬奇做出的各种成就进行探究，按照一定的逻辑顺序整理成课件形式，并做好课上讲解的准备。

作品赏析

▶《蒙娜丽莎》 🄴 微课1

🖐 故事导入

是谁偷走了《蒙娜丽莎》的微笑

　　事情要从1910年10月说起。卢浮宫的掌门人仿佛有种不祥的预感，决定给所有的重量级名作配上防盗玻璃罩。然而，在招募的匠师中，有一个叫维琴佐·佩鲁吉阿的意大利人早就处心积虑地想把该国的国宝迎回家，遇此良机自然不会错过。到了第二年的8月19日，他装成游客进入卢浮宫参观，并找了一个无人问津的小展室躲了起来。等到

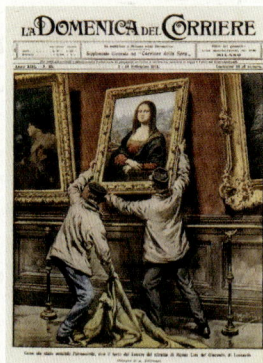

【图1　盗走《蒙娜丽莎》】

夜静无人的闭馆之时，他才现身潜入《蒙娜丽莎》所在的展厅，轻易地解除了自己安装的玻璃罩，取下画像，来到一个小门，破坏了门锁后逃之夭夭。

随后展开的侦查行动遍及全法，数千人被讯问。但在整整两年多的时间内，《蒙娜丽莎》始终踪影全无。直到1913年的秋天，佛罗伦萨的一个古董商在报纸上刊登了一则广告 "以任何价格求购任何艺术品"，不久他就收到佩鲁吉阿的来信，声称自己拥有《蒙娜丽莎》，古董商回信表示自己愿意帮他把《蒙娜丽莎》卖给乌菲兹美术馆。

当佩鲁吉阿带着《蒙娜丽莎》来到约定地点的时候，才发现等待自己的除了乌菲兹美术馆的馆长还有一大帮意大利警察。佩鲁吉阿的爱国之名赢得了意大利国民的广泛同情，最终被判处了意大利法律规定的最小刑期。而由于《蒙娜丽莎》法律上的所有权属于法国，在意大利巡展了两周之后她也不得不被送回了巴黎。当时是由意法两国外长当着全世界人民的面举行了盛大的交接仪式。法国将《蒙娜丽莎》的回归称为国家的重生，为此将全国的商品降价40%以示庆祝，全法人民举国欢庆。

时代背景 　微课3

文艺复兴时期的到来—— 14 世纪中叶至 16 世纪

文艺复兴是14世纪中叶至16世纪在欧洲发生的思想文化运动，是新兴资产阶级反对封建生产关系和宗教思想的运动。当时意大利城市经济繁荣，最先出现了对天主教文化的反抗。意大利的市民和知识分子，一方面极度厌恶天主教的神权地位及其虚伪的禁欲主义，另一方面由于没有成熟的文化体系取代天主教文化，于是他们借助复兴古代希腊、罗马文化的形式来表达自己的文化主张，宣扬人性，反对神权，歌颂自然，从意识形态上动摇了封建教会的专制地位，推动了科学和民主思想的发展，这就是所谓的 "文艺复兴"。

作品导读

微课2

【图2　达·芬奇《蒙娜丽莎》】

《蒙娜丽莎》是意大利文艺复兴时期的画家列奥纳多·达·芬奇在一五零三到一五零七年绘制在木板上的油画作品，是一幅享有盛誉的肖像画杰作。画面构图呈金字塔形，蒙娜丽莎显得更加端庄、稳重。画中人物坐姿优雅，笑容微妙，背景山水幽深茫茫，主要得益于画家对明暗的精准驾驭和"渐变着色法"的运用，一切形体的转折都依靠油彩的自然过渡。画家力图使人物的丰富内心感情和美丽的外形达到巧妙的结合，对于人像面容中眼角唇边等表露感情的关键部位，也特别着重掌握精确与含蓄的辩证关系，达到神韵之境，从而使蒙娜丽莎的微笑具有一种神秘莫测的千古奇韵，那如梦似的妩媚微笑，被不少美术史家称为"神秘的微笑"。

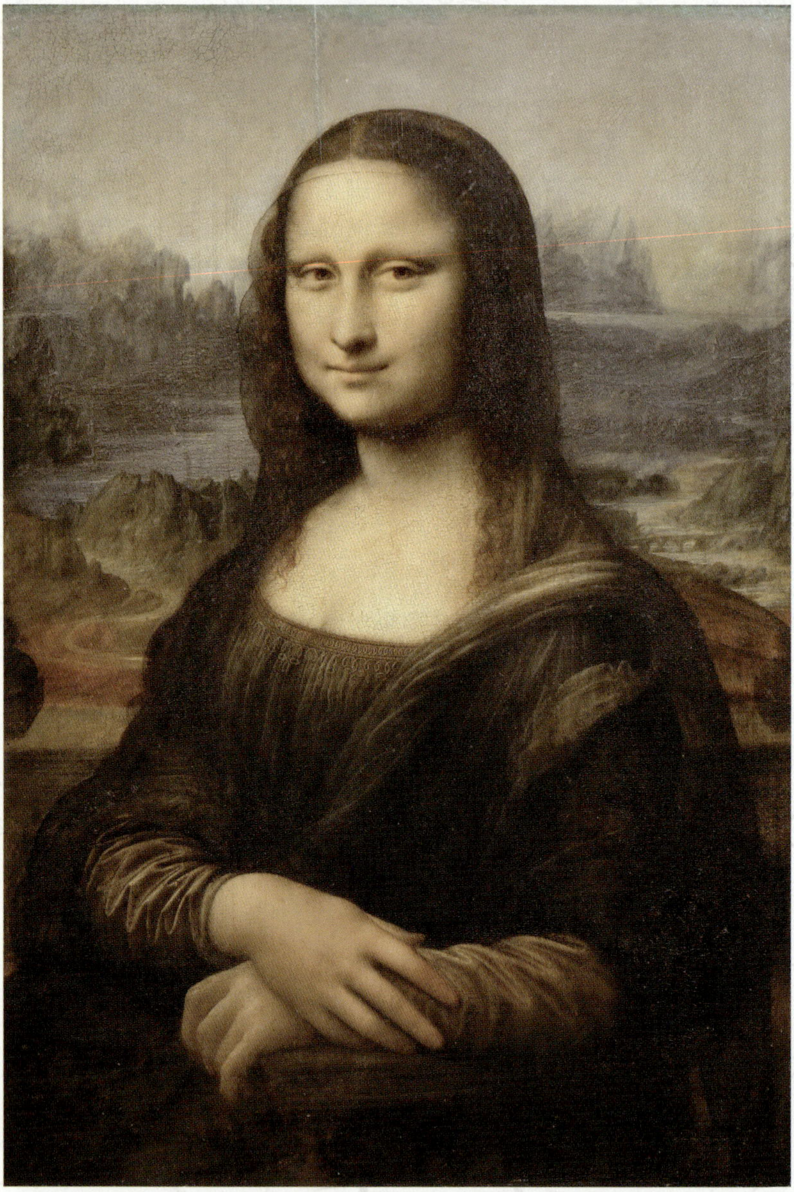

欣赏要点

1.人文主义精神

画面传达出的真实感绝不仅仅是视觉上的，它在心理和情感上具有一种亲切感，是人们摆脱宗教束缚，享受世俗生活的标志。

2.高超的写实技巧

画家对人体结构、光影规律以及油画罩染技术的精确掌握使他避免使用轮廓线，运用丰富的明暗层次画出了逼真自然的形体。

3.神圣高贵的气息

画中的"丽莎"虽为世俗生活中的人物，却没有半点艳俗之气，她的美是人性上的美，是近似于圣母般的高贵和圣洁的美，是智慧的美、永恒的美。

认识艺术家

人类历史的全才——达·芬奇

列奥纳多·达·芬奇(1452—1519年)，意大利人

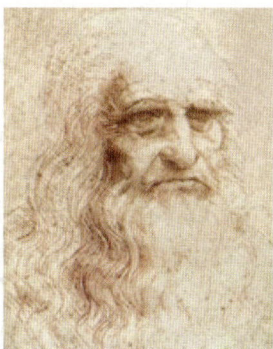

【图3 达·芬奇自画像】

他是意大利文艺复兴时期的三杰之一，现代学者称他为"文艺复兴时期最完美的代表"，被认为是人类历史上绝无仅有的全才。他最大的成就是绘画，他的杰作《蒙娜丽莎》《最后的晚餐》《岩间圣母》早已成为家喻户晓的世界名画，也代表了最为典型的文艺复兴绘画风格。同时他还擅长音乐、雕刻、发明、建筑，通晓数学、生物、物理、天文、地质等学科。保存下来的手稿有6000页之多。爱因斯坦认为达·芬奇的科研成果如果在当时就发表的话，科技可以提前30~50年。

体验与创造

任务说明 早期油画的绘画步骤和今天有很大的区别，以《蒙娜丽莎》为例，对这幅画的绘画步骤进行探究和描述。

文艺复兴的发源地——佛罗伦萨 　📱微课4

佛罗伦萨位于意大利中部，是欧洲文艺复兴运动的发祥地，15 至16 世纪时是欧洲最著名的艺术中心。佛罗伦萨最早兴建于凯撒大帝的时代，15 世纪时，佛罗伦萨交由当地的巨商美第奇家族掌管，也迎来了她最辉煌的时期。佛罗伦萨作为著名的文化古城和艺术天堂，给现代人留下了数不胜数的历史记忆。全市共有40 所博物馆和美术馆，60 多所宫殿及许许多多的大小教堂。米开朗基罗广场位于亚诺河对岸，是眺望佛罗伦萨的最佳据点，广场中央有大卫雕像的复制品。百花大教堂是佛罗伦萨的地标，已经成了佛罗伦萨的代名词。乌菲兹美术馆和国立巴吉洛美术馆珍藏着文艺复兴时期艺术家们的杰作。

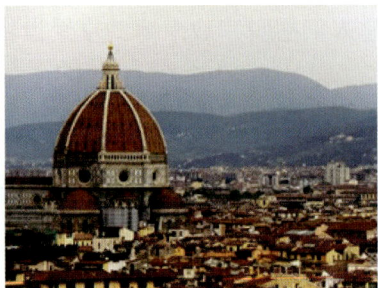

【图4　意大利 佛罗伦萨 】

▶《阿尔诺芬尼夫妇像》

✋故事导入

谜影重重的婚礼

长期以来，《阿尔诺芬尼夫妇像》这幅画中的情景都被认为是一场婚礼或订婚礼，是意大利商人阿尔诺芬尼举行的结婚仪式。那问题来了：西方的婚礼不都是在教堂举行吗？为什么会在卧室？为什么没有主持婚礼的神父，甚至没有亲朋好友？这位新郎阿尔诺芬尼可是位成功人士，他不仅是富有的绸布商人，而且在1420年被菲力蒲公爵封为骑士。

并且这位老兄的表情也太过严肃了，难怪有人会疑问，特别联想到那位新娘圆鼓鼓的肚子，难道他们是奉子成婚？其实不必过多担心，据说，即使是一个大着肚子的新娘，当时也决不会有人去计较她是否怀孕，那时大家都不在意这事儿。况且，那隆起的肚子很可能不是因为怀孕，在纺织业十分发达的尼德兰，当时上流社会的女性把穿着带有龙骨的套裙当做一种时尚。真的是这样吗？

的确，如此写实的绘画似乎并没有交代出符合婚礼的必要情节，留给我们层层谜团，整个卧室的空间充满着神秘感，好像画家要在这里和观众玩一次"密室逃脱"似的。对了，这间卧室里藏有很多不为人知的秘密，当你把这些秘密——揭开，就能解答关于这场婚礼的种种疑惑了。那就让我们到这对新婚夫妇的卧室里找一找，他们究竟隐藏了哪些秘密。

时代背景

资本主义的萌芽——14世纪的欧洲

自14世纪时，随着工厂手工业和商品经济的发展，资本主义生产关系已在欧洲封建制度内部逐渐形成。在政治上，封建割据已引起普遍不满，民族意识开始觉醒，欧洲各国大众表现了要求民族统一的强烈愿望。新兴资产阶级认为中世纪文化是一种倒退，而希腊、罗马古典文化则是光明发达的典范，他们力图复兴古典文化——而所谓的"复兴"其实是一次对知识和精神的空前解放与创造。表面上是要恢复古罗马的进步思想，实际上是资本主义生产方式和生产关系的形成与发展在意识形态上的必然反映。

欣赏要点

1. 逼真的细节和质感表现

衣服缝制的针脚和蕾丝花边、皮毛和头纱的质感、铜质的吊灯和玻璃镜面等等被刻画的逼真细致，好像伸手就可以触摸到一样。

2. 所画物品的象征性

人物的手势表示互相的忠贞，悬挂的吊灯是城堡的隐喻，做工精致镶有基督受难图的凸面镜是上帝洞察一切慧眼的象征，脚边的小狗表示忠诚；女子的白头巾表示贞洁，绿色代表生育……如此等等，画中的每件物品和颜色都在暗示着作品的主题。

3. 镜像效果的运用

中央的墙壁上有一面富于装饰性的凸镜，它是全画尤其值得观者注意的细节。画家运用镜子的镜像效果来丰富画面空间，从这面小圆镜里，不仅看得见这对新婚者的背影，房间的事物，还能看见站在他们对面的2个见证人。

分析与归纳

📊 完成下列两件作品对比分析图表

赏析维度	《阿尔诺芬妮夫妇像》	《蒙娜丽莎》	备选项
创作动机			A. 为教堂作装饰 B. 完成委托人的订单
题材内容			A. 现实生活中的劳动阶段 B. 社会中产阶级和富裕阶层的人们 C.《圣经》中的故事
思想感情			A. 表现对基督教的虔诚信念 B. 表现圣洁的爱情 C. 表现女性的恬静和人性的光辉
形式及 技法特色			A. 罩染法 B. 明暗法 C. 薄雾法 D. 象征手法 E. 镜像法 F. 虚化轮廓线

知识要点

1. **文艺复兴**　这是14世纪中叶至16世纪反映欧洲新兴资产阶级要求的思想文化运动。人们借助复兴古代希腊、罗马文化的形式来表达对天主教文化的反抗。其核心是人文主义精神，就是提出人是现实生活的创造者和主人，肯定人的价值和尊严。主张人生的目的是追求现实生活中的幸福，倡导个性解放，反对愚昧迷信的神学思想。

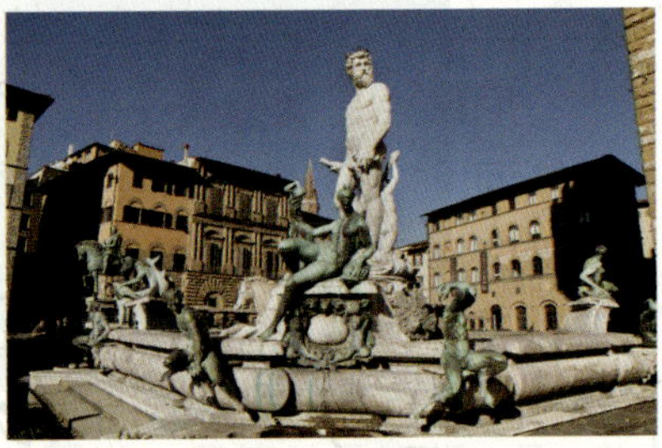

【图7　意大利　佛罗伦萨】

2. **油画**　是以快干性的植物油(亚麻仁油、核桃油等)调和颜料，在亚麻布，纸板或木板上进行绘画的一个画种。油画的前身是15世纪以前欧洲绘画中的蛋彩画，后经尼德兰画家扬·凡·艾克对绘画材料加以改良后发扬光大的。之后，油画逐渐成为西方绘画历史中的主体绘画方式，存世的西方绘画作品主要是油画作品。

拓展欣赏

1.《最后的晚餐》，油彩壁画，纵420厘米，横910厘米，现藏意大利米兰圣玛利亚德尔格契修道院，是达·芬奇于1494-1498年间在米兰创作的。

作品取材于《圣经》，耶稣跟12个门徒坐在一起，共进最后一次晚餐，他忧郁地对12个门徒说："我实在告诉你们，你们中有一个人要出卖我了！"12个门徒闻言后，或震惊、或愤怒、或激动、或紧张。《最后的晚餐》表现的就是这一时刻的紧张场面。在构图上，大胆地把耶稣和12门徒放在餐桌的同一边，有利于

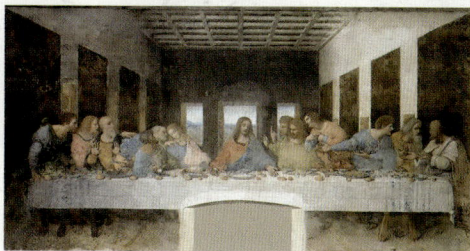

【图8 达·芬奇《最后的晚餐》】

人物姿态和表情的展现。画面运用了平行透视，让中心焦点集中于耶稣的额头，增强整个餐厅的纵深感。画家将12门徒分为4组，把这令人震惊的一刻表现得既富于动感又充满秩序，毫无纷乱之感，从中衬托了耶稣的镇定。

2.《雅典学院》，油彩壁画，纵279厘米，横617厘米，现藏梵蒂冈博物馆，是意大利画家拉斐尔·桑西于1510-1511年创作的。

该画以古希腊的雅典学院为主题，赞扬人类对智慧和真理的追求。艺术家企图以回忆历史上黄金时代的方式，寄托他对美好未来的向往。全画以纵深展开的高大建筑拱门为背景，以两位伟大的学者——柏拉图与亚里士多德为视觉中心，他们似乎边进行着激烈的争论，边向观众方向走来。大厅上汇集着不同时代、不同地域和不同学派的著名学者，有以往的思想家，也有当世的名人。他们在自由地讨论，情绪热烈，整个画面洋溢着百家争鸣的气氛，凝聚着古希腊时期思想和智慧的精华。

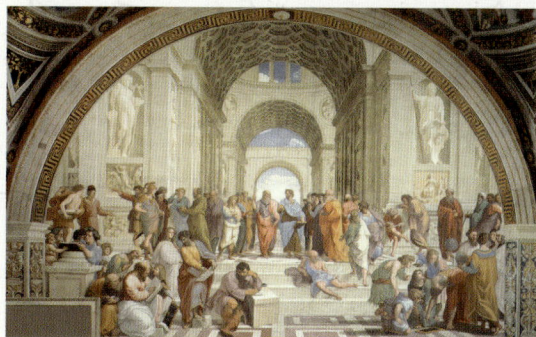

【图9 拉斐尔《雅典学院》】

3.《人间的爱与天上的爱》，油画，纵118厘米，横279厘米，是文艺复兴后期威尼斯画派代表画家提香在1515年左右创作的。

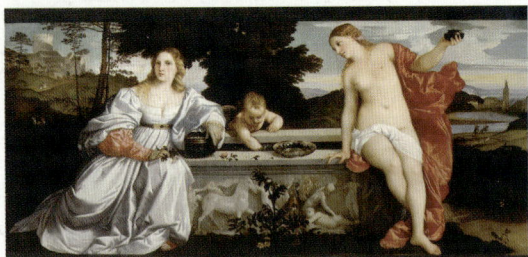

【图10　提香《人间的爱与天上的爱》】

表现象征圣俗两种爱情的两位女性分别居画幅两边，两位女性刻画极为出色：人间的爱表现为一衣着整肃的女性，天上的爱则为裸体女郎，她们彼此各倚踞图中央古典石棺式水池的两边，形成鲜明的对比。裸体女郎的形象健康美丽，光彩照人。背景山水亦各有差异，左边背景为丘陵寨堡，右侧背景则为湖滨城镇，但彼此皆和前景的泉石树木相连。被誉为文艺复兴艺术中表现女性美理想的最佳作品。

4.《春》，木板蛋彩画，纵203厘米，横314厘米，现藏佛罗伦萨乌菲齐博物馆。是意大利15世纪佛罗伦萨画派最后一位大师波提切利的代表作。

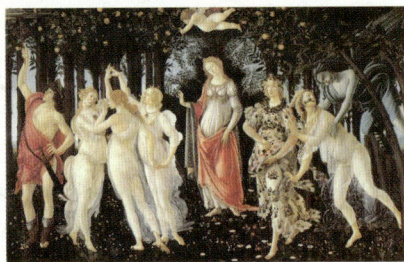

【图11　波提切利《春》】

该作取材希腊神话，在黎明的橘树林左侧梅尔库里领路，他的蛇杖点触的地方，万木都苏醒过来。接着是"美丽""青春""欢乐"三女神，姿态绰约，且行且舞。位居画面中央的是爱神维纳斯，她轻举着右手像是控制着整个行列。维纳斯之后是春之神，她接来花神芙洛尔口中吐出的花朵，又将花朵一路散播开去。从树林中推送着花神的是西风之神塞菲尔，他的阴冷的形象犹如一角冬天，正好衬托了展开的初春。女神们足迹所及，百花齐放。高处，小爱神邱比特在盲目发箭，那是燃烧着的爱情之箭。作品人物刻画虽极为洗练，背景花叶则茂密精细，整个画面的具有很强的装饰性。

5.《盲人的寓言》，木板油画，纵86厘米，横154厘米，尼德兰画家老彼得·勃鲁盖尔的代表作品。

画家为我们描绘这样一幅生动的场面：6个盲人互相扶持着，沿着画面的对角线由左上方向右下方运动，却不知已陷入险境。画家使用的形象语言十分贴切和深刻。一队富有个性和自以为是的盲人，毫不怀疑的搭肩而行。背景是一派和平宁静的大自然，耸立的教堂，整齐的绿树掩映的农舍，树下的耕牛在静静地食草，一群快活的飞燕绕着教堂嬉戏追逐，世界如此美好，可是盲人一无所见，还是执着地盲目地走着自己的人生之路，只要为首的一个倒下，后面的一群都必将落入坑中，由于他们弄不清究竟是谁之过，也只好互相埋怨了事，这是画家对人类命运发出的一个警告：一个国家、一个民族决不能由盲人来引路，否则必遭大难。

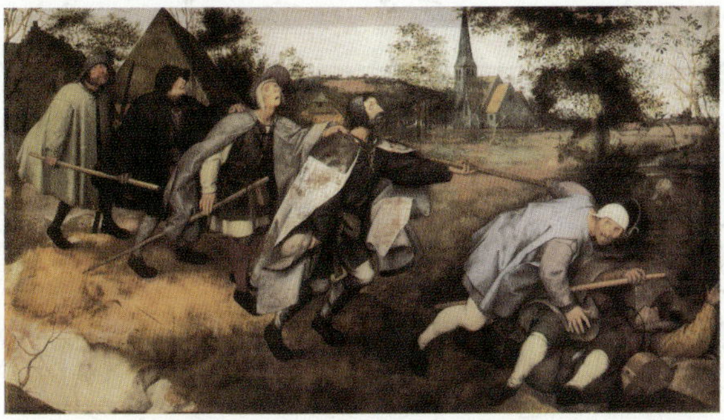

【图12　彼得·勃鲁盖尔《盲人的寓言》】

学习检测

单选题

1.《阿尔诺芬尼夫妇像》属于什么流派的绘画？（　）

    A.古典主义　　　　B.浪漫主义　　　　C.尼德兰画派　　　D.印象派

2.被称作"油画之父"的画家是谁？（　）

    A.达·芬奇　　　　B.米开朗基罗　　　C.拉斐尔　　　　　D.扬·凡·艾克

3.《蒙娜丽莎》是一幅什么类型的绘画？（　）

    A.历史人物画　　　B.人物肖像画　　　C.宗教祭坛画　　　D.风俗画

4.欧洲文艺复运动的核心思想是什么？（　）

    A.宗教改革　　　　B.人文主义　　　　C.风格复古　　　　D.奢华享乐

1.意大利文艺复兴三杰包括下列哪几位艺术家? ( )

A.达•芬奇　　　　B.米开朗基罗　　　　C.拉斐尔　　　　　D.波提切利

2.下列哪些物品出现在《阿尔诺芬尼夫妇像》中? ( )

A.凸镜　　　　　　B.吊灯　　　　　　　C.拖鞋　　　　　　D.念珠

3.下列作品中哪些是达•芬奇的作品? ( )

A.《蒙娜丽莎》　　B.《最后的晚餐》　　C.《抱银鼠的女子》D.《岩间圣母》

应用与提升

▶在拓展欣赏的作品中选择一幅作品进行探究和分析,并完成作品分析图表。

赏析维度		信息采集
作品名称		
直觉感受		
背景信息	时代	
	地区	
	流派	
	艺术家	
作品分析	创作动机	
	题材内容	
	思想感情	
	形式及技法特色	

书网融合……

微课1

微课2

微课3

微课4

模块 **5**

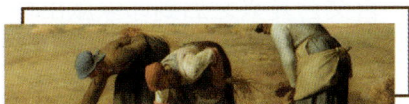

巴洛克——现实主义绘画

模块五 | 巴洛克——现实主义绘画

学习目标

　　通过对伦勃朗、鲁本斯、达维特、戈雅、米勒等画家作品的对比欣赏分析，了解欧洲17世纪到19世纪中期绘画艺术的面貌，辨析这一时期出现的不同绘画流派的风格特征，知道当时代表性的艺术家及其作品，并能够应用相关知识对其中的经典绘画作品进行辨别和分析。

学习准备

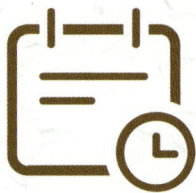

　　自文艺复兴之后到印象派出现之前这200多年的时间里欧洲的绘画先后出现了很多流派，但总体上都受到文艺复兴绘画写实风格的影响，面貌上有一定的相似之处。请选择其中的2~3个绘画流派进行比较探究，查找相关资料，按照一定的逻辑顺序整理成课件形式，并做好课上讲解的准备。

作品赏析

▶《强劫留西帕斯的女儿》 微课1

故事导入

　　《强劫留西帕斯的女儿》是巴洛克绘画的代表，画家鲁本斯的名作，纵224厘米，横210.5厘米。题材出自奥维德的《变形记》。希腊神话英雄卡斯托耳与波吕克斯两个黝黑的壮汉把留西帕斯的两个女儿从睡梦中劫走，正准备强行拉上马背的情景。

　　画面上人和马占据了整个空间，两匹马和两对男女的交错动势，给人以强烈的运动感。马和人的肢体放射般地向四角展伸，这里既是暴力，又是一种充满喜悦的游戏。线的运动与裸体的质感造成一种狂热的色彩交响。

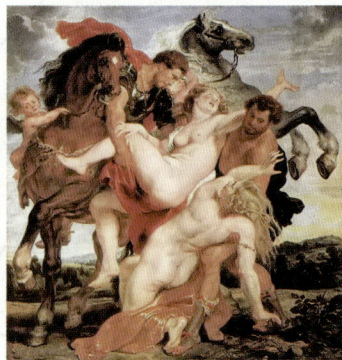

【图1　鲁本斯《强劫留西帕斯的女儿》】

👍 欣赏要点

1.强烈的动势

画面中的人和马都处于运动当中，呈现出扭曲的S形，构成了极不稳定的动感。

2.欢快的气氛

画面主题虽是抢劫，但气氛则好似一场狂欢，这十分符合巴洛克时期的审美追求。

3.明快的色彩

与文艺复兴相比，画家对于色彩的表现更加饱和强烈，湛蓝的天空、红色的围巾，丰润的肌肤都十分抢眼，呼之欲出。

👤 认识艺术家

鲁本斯（1577—1640 年）是 17 世纪佛兰德斯最杰出的画家

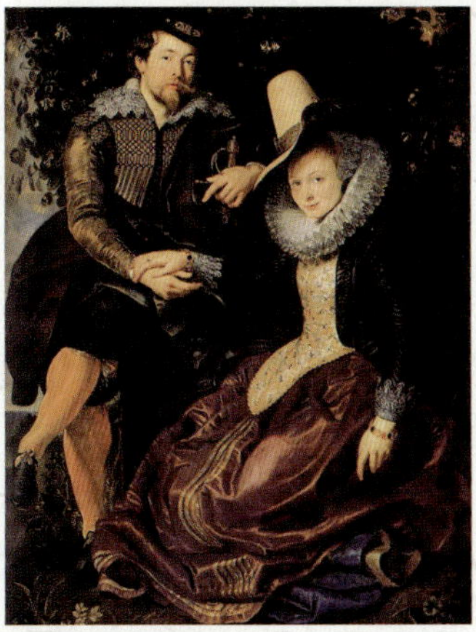

【图2 鲁本斯《画家和妻子》】

早期巴洛克艺术的代表，西班牙哈布斯堡王朝外交使节。他开朗外向、和蔼可亲、极富教养而又活跃健谈，他的文化修养、艺术才华及其出色的外交能力让他赢得了广泛的声誉。在绘画上鲁本斯将文艺复兴艺术的高超技巧及人文主义思想和佛兰德斯古老的民族美术传统结合起来，形成了一种热情洋溢地赞美人生欢乐的绘画风格，有些画面上还充满着一种戏剧性的暴力气氛。代表作品有《强劫留西帕斯的女儿》《美惠三美神》《画家和妻子》等。

体验与创造

任务说明 将《强劫留西帕斯的女儿》中的两匹马用线条描摹下来，体验原作中造型的动感。

▶《夜巡》

　　事情发生在1642年，伦勃朗当时正值声名大振的时候，他的创作性肖像风格已风靡整个阿姆斯特丹。36商船队成为荷兰资本主义发展的标志，那年阿姆斯特丹自卫队16个自卫队员凑钱请伦勃朗画群像，伦勃朗觉得要把这么多人安排在一幅画中非常困难，只能设计一个场景。于是按照他们的身份，伦勃朗设计了这样的情景：阿姆斯特丹自卫队员接到了报警，队员准备出发去查看，队员在交代任务，有人在擦枪筒，有人拿着长矛，有人举着旗子，周围还有市民和孩子在看热闹，画面具有很强的舞台效果，层次极为丰富。不过，在当时这幅画给画家带来了大麻烦。当伦勃朗把这16个自卫队员请到画室来验收作品时，有些人你看看我，我看看你，心里想："老伦，你在逗我吗？"有人大叫到："我们付了一样的钱，为什么只露半张脸？""凭什么把我放在角落里？"原来这16个自卫队员认为没有把他们的地位摆平均，有人画得多，有人画得少，有人画得亮，有人画得暗，不仅拒绝接受，而且上诉至法庭，闹得沸沸扬扬。整个城市都对伦勃朗充满嘲笑。从此，伦勃朗再不像过去那样受到上层社会的欢迎，甚至要面对无人买画的绝境，以致生活越来越困难，家产被拍卖，晚年生活艰难，贫困余生，最终像乞丐般下葬。

时代背景

资产阶级共和国的诞生——17世纪

　　十七世纪成为西方资本主义和殖民主义扩张的一个世纪，1566-1609年尼德兰通过独立战争摆脱了西班牙的殖民统治，建立了第一个资产阶级共和国——荷兰。这既是一场资产阶级为代表的进步力量反对封建制度的民主革命，又是一次尼德兰反对西班牙殖民统治、争取民族独立的民族解放战争。自此，荷兰迎来了资本主义发展的"黄金年代"，东印度公司、阿姆斯特丹银行和一支强大的商船队成为荷兰资本主义发展的三大支柱，荷兰商船从阿姆斯特丹开往波罗的海、北美洲和非洲，以及今天的印尼、印度、斯里兰卡和巴西，由此构建了世界贸易网络的基础，阿姆斯特丹也在此时成为了欧洲航运和世界融资的中心。但是它并没有彻底摧毁封建土地所有制，而且政权落入大商业资产阶级和贵族手中，限制了工业资本的发展，17世纪下半期即开始衰落。

作品导读

　　《夜巡》是伦勃朗为阿姆斯特丹市自卫队员画的一幅群像画，作于1642年。自卫队员们每人出一百荷币，各自认为自己理所当然地与别人占在同等的位置。然而，伦勃朗却没有按照这些人的要求和趣味，把自卫队员们安排在豪华的宴会或欢快的娱乐中，更没有把众多的人物并列起来。画家为了不让众多的人物捆塞在画面，对构图和光线进行了精心设计，尽量使每个人都能看得见且错落有致。

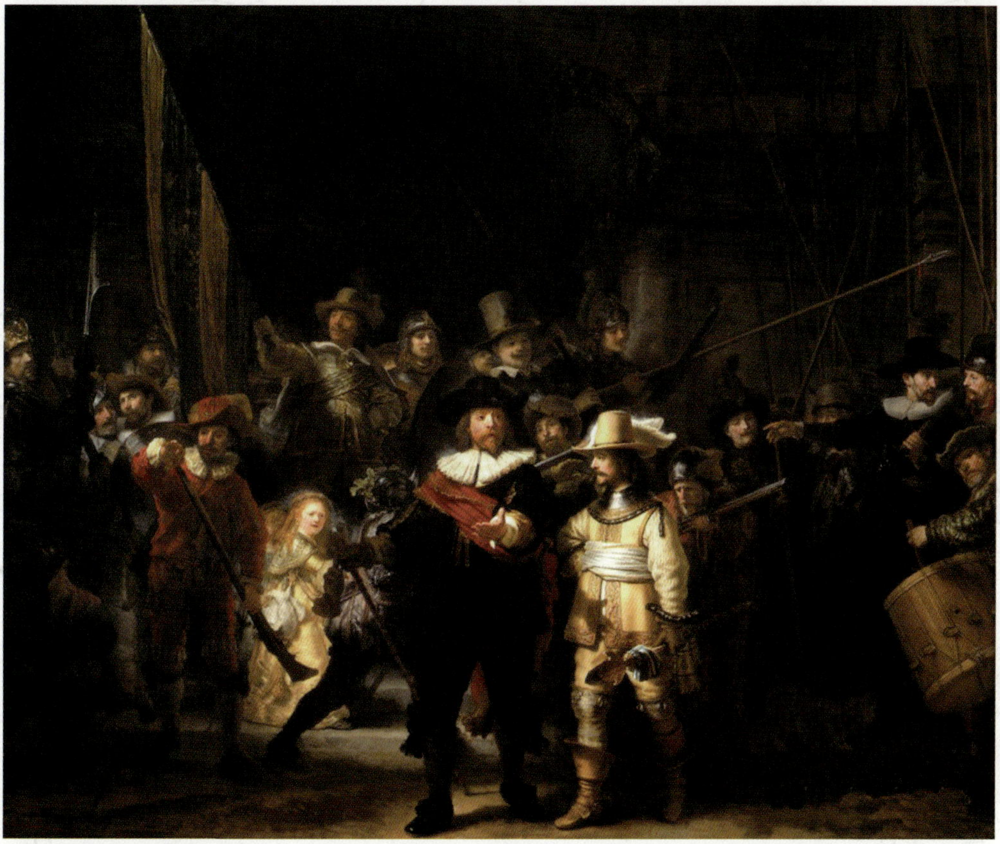

图3 伦勃朗《夜巡》

👍 欣赏要点

1. 戏剧式构图

画面上的人物以不规则的形式分布于画面上，形成一种舞台剧的效果。

2. 丰富而分明的层次感

画中的人物被有序地分为2层4组，艺术家采用明暗、光影和黑白强烈对比的手法让整个画面呈现出主次分明的层次感和空间感。

3. 独特的光影效果

画家将光线概括为一束束电筒光似的集中在画的主要部分，并从一侧照射在人物四分之三的面部上。这种光影效果被称作"伦勃朗光"，后来成为摄影师在拍摄人像时的经典用光。

伦勃朗（1606—1669 年）生于荷兰莱顿，天性爱好绘画

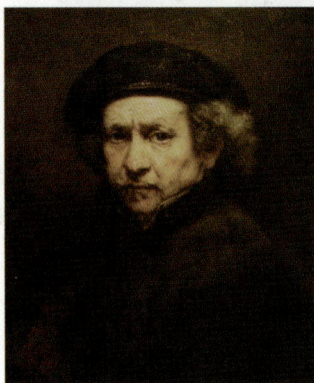

【图4 伦勃朗《自画像》】

十七岁时去阿姆斯特丹，学习绘画。伦勃朗的第一批作品是画他父、兄、母、姐的肖像，其中以他的一幅戴金盔的兄长肖像最出色。画面用强烈的光影对比突出形象的主要部分，这种画法使主题鲜明，质感强烈，欧洲的美术史家称之是"紫金色的黑暗"。不久，他的巨幅《杜普教授的解剖课》的集体肖像画，确立了他在荷兰的艺术声誉。而《夜巡》的问世让画家的生活急转直下。伦勃朗的艺术在最后10年中，反而出现了前所未有的创作光辉，他有许多作品可以说是炉火纯青的，特别是其一系列《自画像》作品，占据很重要的地位，是现实生活的磨砺使他能更深刻地认识自己。

体验与创造

任务说明 尝试为一组玩偶拍一张合影照片，观察和思考在拍摄时如何摆放玩偶能够凸显它们各自的形象。

🌴 跟着名作去旅行

北方威尼斯——阿姆斯特丹

阿姆斯特丹是座水城，河网交错，河道纵横。有大小165条人工开凿或修整的运河道。河道上泊有两千多家船屋，人们可以乘坐游轮领略沿运河两岸的风光。阿姆斯特丹的美术馆和博物馆就有六十多座。其中较具代表性的都集中在博物馆广场，包括收藏了伦勃朗的《夜巡》及维米尔等其他17世纪荷兰名画家作品的国立博物馆，以及收藏数百件梵高作品的国立梵高美术馆，还有收藏高更、毕加索及其他印象派名画家作品的市立博物馆。

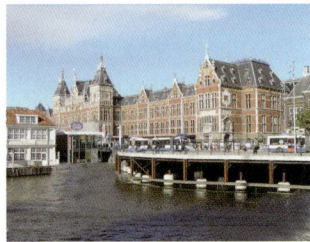

【图5 荷兰 阿姆斯特丹】

▶《贺拉斯兄弟宣誓》

🖑 故事导入

法国大革命——18世纪末

18世纪法国经济由于通货膨胀而日益恶化，社会矛盾激化，1789年7月14日爆发了大革命，从巴黎人民攻占巴士底狱到热月政变，法国大革命经历了五年的历程，其势如暴风骤雨。大革命摧毁了法国的君主专制制度，传播了自由民主的进步思想，震撼了欧洲旧的君主专制体系，推动了欧洲各国的资产阶级革命。

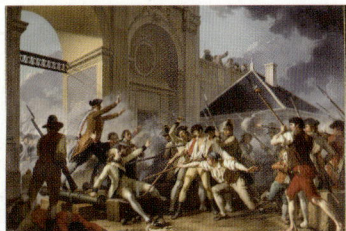

【图6 法国大革命】

Q 作品导读

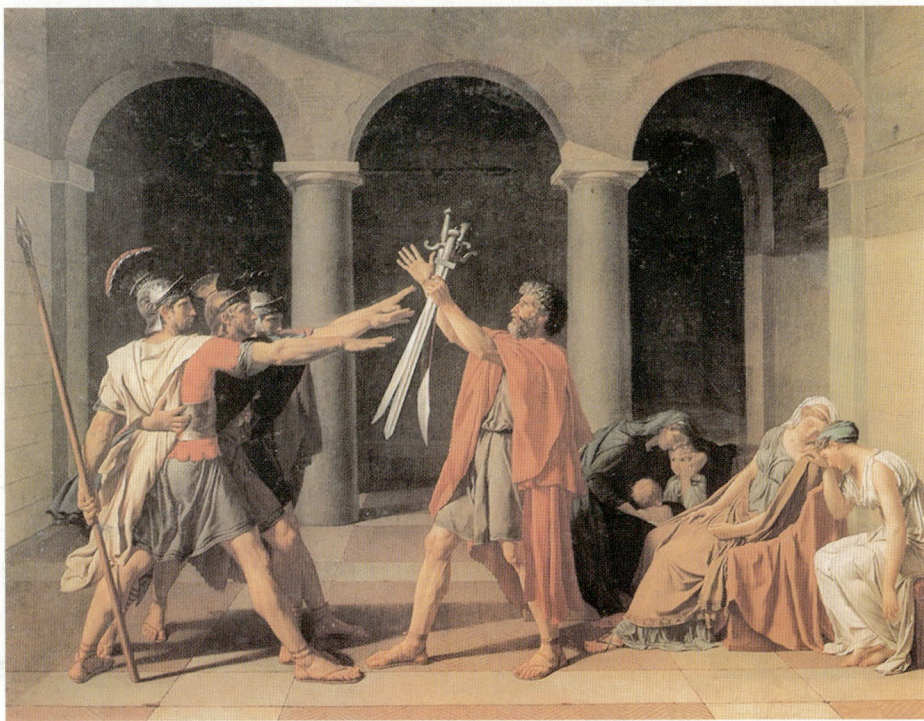

【图7 达维特《贺拉斯兄弟宣誓》】

《贺拉斯兄弟宣誓》是法国新古典主义画家达维特的代表作。1784年，正值法国大革命的前夕，他创作了《贺拉斯兄弟宣誓》。这幅画的题材取自古罗马传说，主题是宣扬英雄主义和刚毅果敢精神，个人感情要服从国家利益。画面正是表现三个兄弟在出发前向宝剑宣誓"不胜利归来，就战死疆场"的场面，老荷拉斯位于画面的正中，他手上的刀剑是这场宣誓激情的焦点。右角是三勇士的母亲、妻儿和姐妹，母亲担心出征凶多吉少而心痛如割，妻子搂着孩子泣不成声，最右侧的一个姊妹，由于她是作战对方的未婚妻，心乱如麻，因为不论胜负，她都将失去自己的亲人。妇女的哭泣与三个勇士的激昂气概，形成鲜明的对照。为了祖国，必须牺牲个人和家庭的幸福，在这悲壮的戏剧场面上得到了充分的揭示。

👍 欣赏要点

1. 罗马式的庄严

这是一个充满仪式感的场景，出征战士的姿态在严整的拱门衬托和妇女们柔弱悲伤的神情对照下显现出庄严的英雄主义气概，颇具古罗马的精神。

2. 细腻的写实技法

新古典主义绘画注重以素描为基础的造型的精确性，运用细腻的罩染手法再现出建筑、皮肤、衣物、兵器的固有颜色和质地。

👤 认识艺术家

雅克·路易·达维特（1748—1825 年）
是法国大革命时期的杰出画家，新古典主义的代表人物

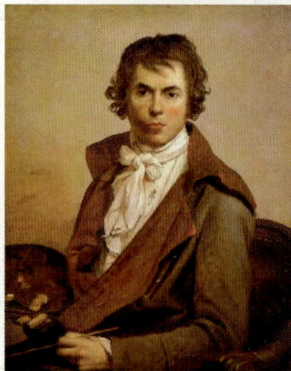

【图8　达维特】

画家把古代英雄的品德和艺术样式视为审美的最高标准。在接受古代艺术影响的同时，达维特在思想政治上也受到古罗马共和政体潜移默化的影响，滋生了反对封建专制统治的政治热情。创作了一些富有时代精神的作品，借用古代希腊罗马的艺术样式，传达自己的政治见解和思想感情。达维特把艺术作为反封建的战斗武器使用，像个战士登上了画坛和政坛。代表作品有《荷拉斯兄弟宣誓》《马拉之死》《萨宾妇女》《苏格拉底之死》等。

▶《5月3日夜杀起义者》

🖐 故事导入　　📱微课3

当他们动了拿破仑的奶酪

1807年10月，拿破仑悍然对葡萄牙宣战，揭开了长达6年之久的"半岛战争"的帷幕。打着进军葡萄牙旗号的法军顺手占据了西班牙的各个军事要地。第二年5月，拿破仑图穷匕见，露出了狰狞的面目，他为西班牙选定了一个新国王，他的兄长约瑟夫.波拿巴，被废黜的西班牙王室成员在法国警察监视下前往指定的流放地——枫丹白露和瓦郎斯，西班牙变成了法兰西帝国的又一个附属国。

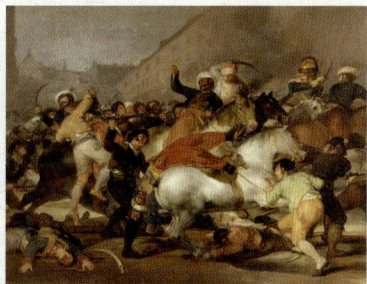

【图9　《1808年5月2日起义》】

这激起了富有反抗精神的西班牙人民的愤怒，1808年5月2日这一天，首都马德里到处在传闻：拿破仑不会让菲迪南复登王位。连国王的家眷也将被押走杀掉。一大群市民聚集在皇宫附近的太阳门下，等候着这种传闻得到验证。这时，突然人群沸腾，市民拥向法军的卫队。那些可恶的埃及雇佣兵对准密集的市民开枪，子弹射倒了一些人。起义者义愤填膺，和法军展开了激烈的巷战，最终起义以失败告终。西班牙人民的灾难并没有因此而结束。1808年5月3日，在西班牙马德里皇宫附近的太子山旁，法国士兵无视西班牙民族的独立，不经法律手续便把凡是被认为参加了太阳门下冲突的西班牙人全部处决。

🕐 时代背景

拿破仑的疯狂扩展——19世纪初

说到19世纪初的欧洲，那可以说是拿破仑的天下。1804年11月6日，法兰西共和国改为法兰西帝国，拿破仑·波拿巴由执政者摇身变为皇帝，称拿破仑一世。从此，他的战争逐步从正义的自卫战争转变为大资产阶级谋夺利益的非正义的侵略战争。1805年9月24日，拿破仑离开巴黎，亲自挥军东进，到10月12日法军已经占领了慕尼黑。紧接着战胜了奥地利、英国、俄国组成的反法同盟。次年战胜了普鲁士军队，占领了德国大部分地区。1807年6月法军又在波兰大败俄国军队，双方签订了和平条约。自此，法兰西第一帝国在欧洲大陆的霸主地位得到了确立。拿破仑一世兼任意大利国王、莱茵联邦的保护者、瑞士联邦的仲裁者，并分别封他的兄弟约瑟夫·路易·热罗姆为那不勒斯、荷兰、威斯特伐利亚国王，其长兄约瑟夫·波拿巴成为西班牙的国王。

《5月3日夜枪杀起义者》，油画，纵二百六十六厘米，横三百四十五厘米，由西班牙画家戈雅创作于1814年，现藏马德里普拉多博物馆。这幅画就是以1808年5月3日的晚间和次日凌晨法军枪杀数千名起义者的历史事件为主题的。极富爱国热情的画家闻知这一惨绝人寰的事件，极为愤慨和恼怒，挥笔创作了这幅揭露入侵者暴行，讴歌人民爱国热情的历史画《5月3日夜枪杀起义者》。正如画家本人所说的那样"我要用自己的画笔，使反抗欧洲暴君的这次伟大而英勇的光荣起义永垂不朽。"

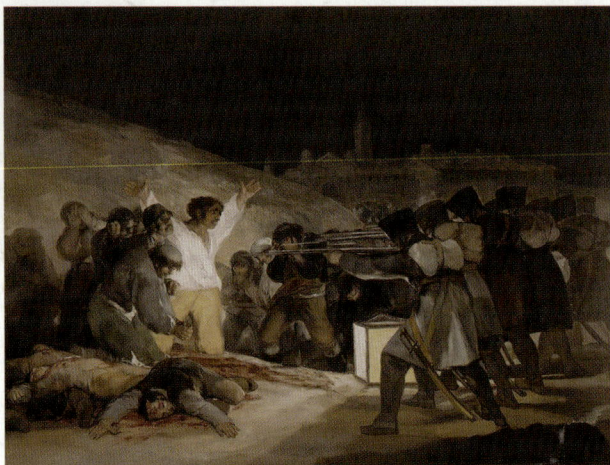

【图10　戈雅《5月3日夜枪杀起义者》】

欣赏要点

1.悲壮的主题

这幅作品表现的是枪杀和死亡，是战争的残暴，是起义者的大义凛然，给人以强烈的视觉冲击和精神震撼。

2.巧妙的构图

画家采取了对角线的构图方法，将白衣男子的动作设计成X形，使其成为视觉的焦点。

3.对比的光影

被灯光照亮的白衣男子和阴影中举枪的士兵不但在明暗上形成强烈的对比，同时也暗示了作品的主题，烘托了恐怖的气氛。

认识艺术家

弗朗西斯科·戈雅（1746—1828年），出生于西班牙的一个小村庄

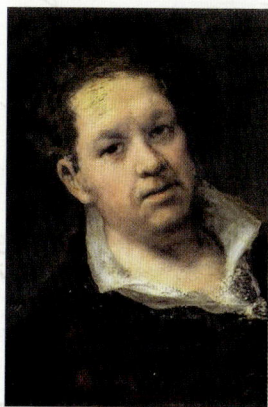

【图11　戈雅】

戈雅自幼家境贫寒，14岁时一位教士发现了他的绘画才能，鼓励他父亲送他去学画画。后来戈雅凭借自己娴熟的绘画技巧赢得了西班牙王室的赏识，终于成为一名宫廷画师。其最具代表性的作品就是《西班牙查尔斯四世和他的家人》。正当他的事业如日中天的时候，人生出现了转折，46岁的时候他因病完全失去了听力，从那时起，他那双一直观察外部世界的眼睛就开始转向人的内心世界。戈雅后半生作画主要是追求人性的真实，作品中的悲剧和讽刺因素增多，时常带有愤怒和嘲笑的意味。最有影响力的作品就是他于1814年创作的《1808年5月3日夜枪杀起义者》。戈雅的作品对后世的浪漫主义画派和印象派有很大的影响，被誉为浪漫主义画派的先驱。

体验与创造

任务说明　根据原作的明暗关系，将这幅画的线描稿中的色块涂上相应的深浅色调，体验画家是如何在画面上表现出强烈的灯光效果的。

跟着名作去旅行

欧洲之门——马德里

马德里，西班牙首都，欧洲著名的历史名城，同时也是西班牙的最大城市和商业中心。其位置处于西班牙国土中部，曼萨纳莱斯河贯穿其中。南下可与非洲大陆一水为限的直布罗陀海峡相通，北越比利牛斯山可直抵欧洲腹地，地理位置十分重要，在历史上因战略位置重要而素有"欧洲之门"之称。

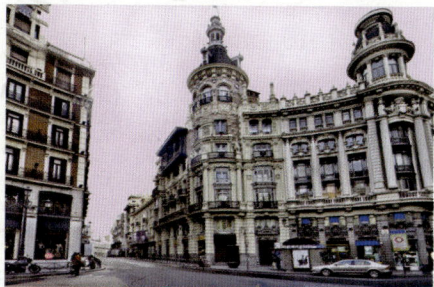

【图12　西班牙　马德里】

马德里是个相当适合步行漫游的城市，市内有300多个街心广场，各具特色，其中太阳门广场位于马德里市中心，呈半圆形，有10条街道呈放射状向外延伸，沿途尽是艺术、文化和古迹。不远处是著名的马约尔广场，修建于１６１９年，呈长方形，西班牙国王腓力三世骑马的塑像耸立在广场中央。普拉多博物馆是世界闻名的艺术殿堂，主要收藏１５世纪至１９世纪初西班牙和意大利的绘画，以戈雅和委拉斯开兹的作品尤受推崇。

▶《拾穗者》

🔍 作品导读

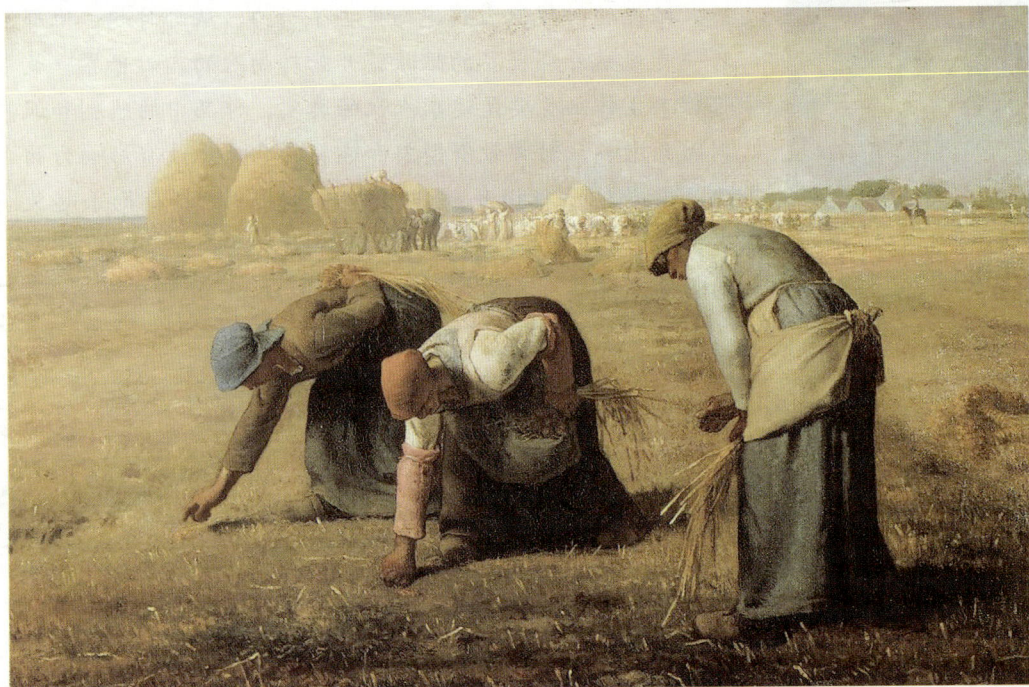

【图13　米勒《拾穗者》】

油画《拾穗者》作于一八五七年。这幅画描写了一个农村中最普通的情景：秋天，金黄色的田野看上去一望无际，麦收后的土地上，有三个农妇正弯着身子十分细心地拾取遗落的麦穗，以补充家中的食物。她们身后那堆得像小山似的麦垛，似乎和她们毫不相关。我们虽然看不清这三个农妇的相貌及脸部的表情，但米勒却将她们的身姿描绘得如古典雕刻一般庄重的美。整个作品的手法极为简洁朴实，晴朗的天空和金黄色的麦地显得十分和谐，丰富的色彩统一于柔和的调子之中，展现在我们面前的是一派迷人的乡村风光。虽然所画的内容通俗易懂，但又绝不是平庸浅薄，一览无余，而是寓意深长，发人深思。

👍 欣赏要点

1. 纪念碑式的造型

画中的人物看不清五官，也没有多少细节，外形呈现出概括而庄重的效果。

2. 连续分解的动作

三个农妇的动作，略有角度的不同，又有动作连环的美，好像是一个农妇拾穗动作分解图。

3. 三原色的运用

画面以土黄色为主调，而那头巾的蓝色与红色恰好形成了鲜明的对比。

👤 认识艺术家

让·弗朗索瓦·米勒 (1814-1875) 出生于法国诺曼底的一个农民家庭

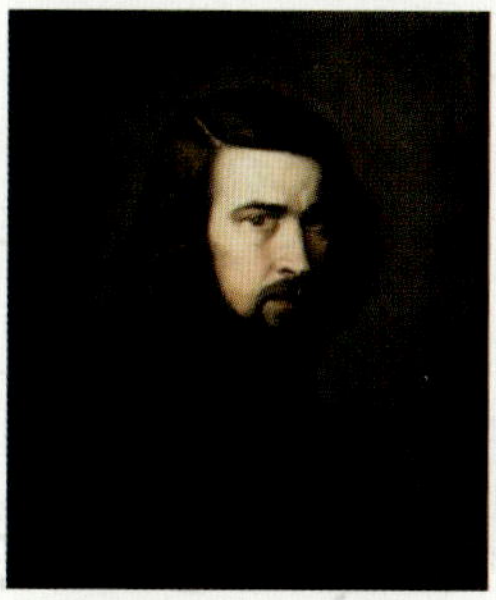

【图14 米勒】

米勒自幼参加田间劳动，淳厚朴实。他23岁到巴黎学习绘画。1849年举家迁到巴比松村定居。此后27年坚持边劳动边作画，上午下地干农活，下午在家作画。他的绘画主要反映农民生活，他满怀对受苦农民的无限深情，以深厚朴实的绘画语言去歌颂农民那种真挚、勤劳、朴实、善良的美德，反映他们生活的不幸与顽强的生命力，对这不合理的社会予以揭示与控诉。主要作品有《播种者》《拾穗者》《晚钟》等。

体验与创造

任务说明 使用画笔、颜料和白纸或电脑的绘图软件画出一个边长10厘米的正方形，纵、横各化成5个方格，选取《拾穗者》中的色彩，以"秋收"为主题，为格子填色。每个格子均匀地填图一种颜色，体验画家在原作中是如何运用色彩关系营造视觉效果的。

巴黎郊外的画家村——巴比松

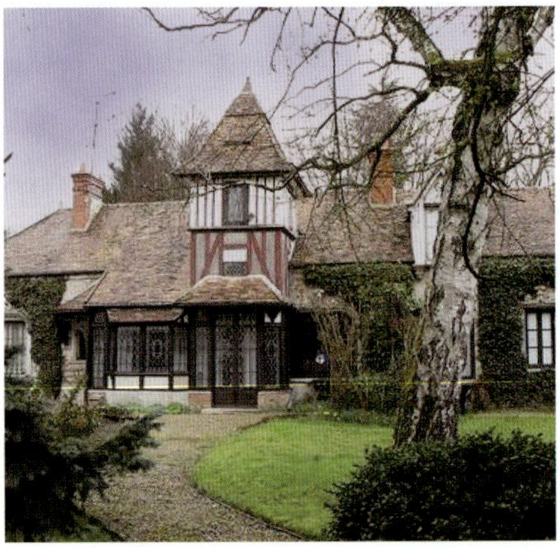

巴比松是巴黎南郊约５０公里处的一个村落，紧挨着枫丹白露森林，19世纪中后期，这里还是一个偏僻的小村，没有教堂、邮局、学校，但它仅有的两家客店却住满来这里写生的画家，这里迷人的风景和纯朴的民风吸引了他们，巴比松画派便诞生于此。而今的巴比松已是一个闻名世界的艺术小镇，还保留着当年的痕迹。原先画家们聚居的"GANNE"客栈如今已经变成了市政博物馆。巴比松的房子现在很多已变为画廊，展览着当今流行的各种风格流派的绘画。很多房子的外面都刻有某位著名画家曾住在这里的石碑，其中保留最完整的当数米勒的故居了。

【图15 法国 巴比松村】

分析与归纳

完成下列三件作品对比分析图表

赏析维度	《强劫留西帕斯的女儿》	《5月3日夜杀起义者》	《贺拉斯兄弟宣誓》	备选项
创作动机				A. 迎合上流社会的审美风尚 B. 鼓舞革命者的士气 C. 对侵略者暴行的揭露
题材内容				A. 重大的历史事件 B. 希腊神话 C. 古罗马传说
思想感情				A. 歌颂生命的愉悦 B. 对拿破仑军队侵略行径的痛斥 C. 宣扬英雄主义的精神与意志
形式及技法特色				A. S形动势 B. 舞台式的构图 C. 光线的象征性安排

知识要点

1.巴洛克艺术　17世纪出现了风行欧洲的巴洛克美术，呈现出细腻而华丽的装饰风格。在绘画上表现为宏伟壮观，充满动感的戏剧性构图，空间起伏波动，加以理想光的对比，使画面产生统一协调如舞台布景的效果，鲁本斯是这一领域的杰出代表。

2.荷兰画派　17世纪荷兰的资产者和市民阶层为了给自己树碑立传，装饰厅堂居所，大量订购油画，荷兰绘画得到空前繁荣，著名的"荷兰画派"应运而生。为了迎合社会的多元审美需要，出现了专事某一种题材的画家，诸如肖像画家哈尔斯、伦勃朗，风俗画家维米尔，静物画家威廉·克拉斯·赫达，风景画家霍贝玛等等。

3.浪漫主义绘画　欧洲的产业革命促进了人们思想的大解放，冲击着各个领域，具体到文艺上来便是浪漫主义的诞生。在绘画上表现为以民族奋斗的历史事件和壮美的自然为素材，抒发对理想世界的追求，以瑰丽的想象，夸张的手法塑造形象，表现激烈奔放的感情。他们重感情轻理性，重色彩轻素描，不满现实，追求幻想。代表画家有戈雅、席里柯、德拉柯罗瓦等。

4.新古典主义绘画　这是相对于17世纪的古典主义而言的美术流派。因为这场新古典主义美术运动与法国大革命紧密相关，所以也有人称之为"革命的古典主义"。新古典主义美术作品选择古代历史和现实的重大事件为题材，在艺术形式上，强调理性而非感性的表现。代表人物有维安、达维特和安格尔。

5.现实主义绘画　也称写实主义，是艺术发展进程中一种独特的艺术现象。现实主义艺术家赞美自然，歌颂劳动，深刻而全面地展现了现实生活的广阔画面，侧重描绘了普通劳动者的生活和斗争，普通劳动者真正成为绘画中的主体形象，大自然也作为独立的题材受到现实主义画家青睐。代表画家有法国画家库尔贝、米勒，德国画家门采儿。

拓展欣赏

1.《倒牛奶的女佣》，布面油画，纵45.5厘米，横41厘米，17世纪荷兰画家维米尔作于1658年，现藏荷兰阿姆斯特丹国立美术馆。

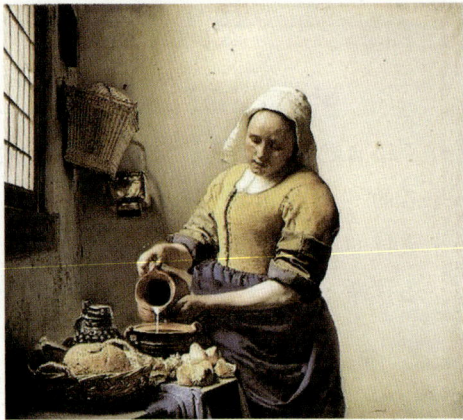

【图16　维米尔《倒牛奶的女佣》】

维米尔的绝大部分绘画的内容是他周围的日常生活，以德尔夫特中产家庭的妇女生活为主线，刻意去表现室内陈设，以及女性的闲情逸致的生活，或者是家庭主妇的杂务等。反映了荷兰德尔夫特一些富裕家庭生活的平静、安逸与自我满足。这幅《倒牛奶的女佣》就是其中的代表。画面构图不很复杂，轮廓较清晰，环境纯朴。将一个简朴的厨房画得很有感情，甚至能令不少观者产生不同的怀旧心理。女佣人是个健壮的村妇，她塞起了胸前围裙的一角，正忙着准备早餐。左边墙角有一扇窗户，一边挂着一只藤篮和一盏马灯，桌上杂乱地摆着一些食物，所有人和物的质感都很强烈。

2.《狄安娜出浴》，布面油画，纵56厘米，横73厘米，法国罗可可代表画家布歇作于1742年，现藏巴黎卢浮宫。

【图17　布歇《狄安娜出浴》】

狄安娜是希腊古神话中的月亮和狩猎女神。布歇以其娴熟的艺术技巧和善于描绘脂粉气很浓的审美趣味，使这幅画成为他最优秀的代表作，从而赢得了宫廷贵族的欢心。画上描绘着狄安娜刚刚狩猎归来，洗浴完毕坐在山坡上，草地上放着箭壶和狩来的猎物，猎狗在饮水。俯在地上的侍女和她的目光都集中在她翘起的右腿和足尖。似在查询什么，女性的肉体被明丽的色彩和精致的笔触被细腻的描绘了出来。从而把神话中的女神纳入了世俗的审美享受中，这也是罗可可绘画的重要特点。

3.《自由引导人民》，布面油画，纵260厘米，横325厘米，法国浪漫主义画家德拉克罗瓦为纪念1830年法国七月革命而创的，现藏巴黎卢浮宫。

画面展示的是夺取七月革命胜利关键时刻的巷战场面，以浪漫主义的手法巧妙地将写意和写实结合起来，运用丰富而炽烈的色彩和明暗对比，充满着动势的构图，奔放的笔触，紧凑的结构，表现了革命者高涨的热情，歌颂了以工人、小资产阶级和知识分子为参加主体的七月革命。这幅画被称作德拉克洛瓦浪漫主义风格的代表作，是代表法兰西民族精神的标志。其中的自由女神更是具备"半人半神气质的一个理想化人物"，她裸

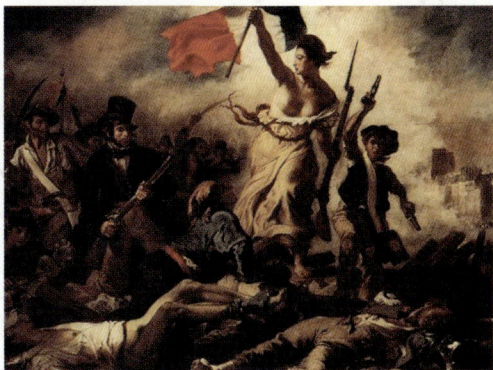

【图18　德拉克罗瓦《自由引导人民》】

露上身，穿着朴索古典的衣着，走在革命队伍的前面，右手高举三色旗。脸朝向人群，似在号召着人们革命到底。她健康、有力、坚决、美丽朴素，领导着工人、知识分子的革命队伍奋勇前进，寄托了国家的革命感情和对英雄气概的向往。

4.《马拉之死》，纵165厘米，横128厘米，是法国画家达维特1658年的油画，现藏比利时皇家美术馆。

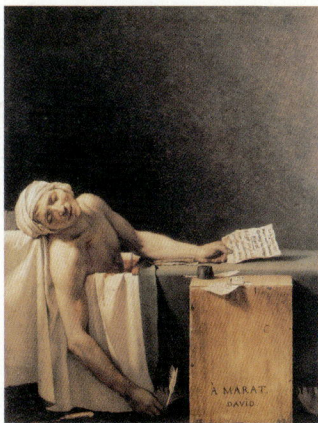

【图19　达维特《马拉之死》】

达维特用写实的手法再现了当时的情景：马拉倒在浴缸中，鲜血从他胸口流出，带血的匕首掉落在地上。这幅画作的竖构图明快单纯而庄重，省略了一切无关大局的细节，占据画面一半的深沉得发黑的背景压得人几乎喘不过气来。而夺人眼目的皮肤的颜色、木箱的黄色、毯子的绿色、被单和纸张的白色，又都最大限度地呈现出来，形成了强烈的对比。暗淡沉郁的画面充满了悲剧色彩，表述的是一个撼动人心的历史瞬间，反映了一个真实的具有激情与理想、流血与死亡的大革命时代。

微课4

5.《石工》是法国现实主义画家库尔贝的代表作，布面油画，纵160厘米，横259厘米。

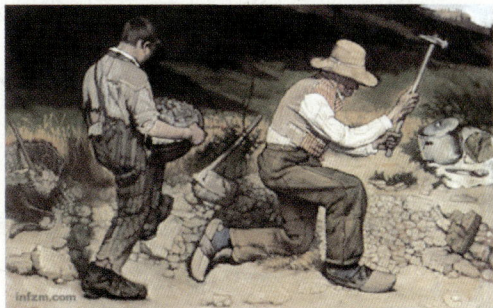

【图20　库尔贝《石工》】

在画中，画家满怀同情地表现了贫苦工人的艰苦劳动，这是过去画家们较少表现的一个题材。此画纪录了画家有一次在路上行

走时目睹的情景，他没有当场对景写生，而是邀请两个工人到画室来做模特儿，然后进行创作。此画把无情的现实跟浪漫主义的幻想和学院派新古典主义的理想化和虚假作了对照：画中两个受尽生活折磨的工人形象具有何等深刻的概括性含义，正如画家本人在致友人的一封信中提到此画时所说的那样："在这样悲惨的生活中，这就是他们的一切啊！……看吧，贫困和不幸就是这样无遗留地表现出来了。"

学习检测

单选题

1. 巴洛克绘画的主要风格特征是什么？（ ）

    A. 矫揉造作   B. 细腻华丽   C. 典雅庄重   D. 率真朴实

2. 巴洛克绘画的名作《强劫留西帕斯的女儿》的作者是谁？（ ）

    A. 伦勃朗   B. 维米尔   C. 卡拉瓦乔   D. 鲁本斯

3. 《夜巡》是一幅什么类型的绘画？（ ）

    A. 革命历史画   B. 市井风俗画   C. 宗教祭坛画   D. 人物群像画

4. 油画《1808 年 5 月 3 日夜枪杀起义者》描绘的是什么历史事件？（ ）

    A. 拿破仑的士兵杀害巴黎的起义者

    B. 拿破仑的士兵杀害西班牙的起义者

    C. 斐迪南七世的士兵杀害西班牙的起义者

    D. 斐迪南七世的士兵杀害巴黎的起义者

多选题

1. 下列哪些作品是法国新古典主义画家达维特的作品？（ ）

    A. 《马拉之死》   B. 《贺拉斯兄弟宣誓》

    C. 《萨宾妇女》   D. 《苏格拉底之死》

2. 下列哪些是浪漫主义绘画的艺术特色？（　　）

A. 选取重大历史题材　　　　　　B. 宏大的场面

C. 充满瑰丽的想象　　　　　　　D. 表达激烈的情感

3. 下列哪些是法国现实主义画家米勒的作品？（　　）

A.《播种者》　　　B.《拾穗者》　　　C.《晚钟》　　　D.《石工》

应用与提升

▶ 在拓展欣赏的作品中选择一幅作品进行探究和分析，并完成作品分析图表。

赏析维度		信息采集
作品名称		
直觉感受		
背景信息	时代	
	地区	
	流派	
	艺术家	
作品分析	创作动机	
	题材内容	
	思想感情	
	形式及技法特色	

书网融合……

e 微课1　　　e 微课2　　　e 微课3　　　e 微课4

模块 **6**

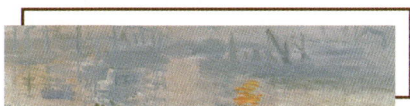

印象派——现代主义绘画

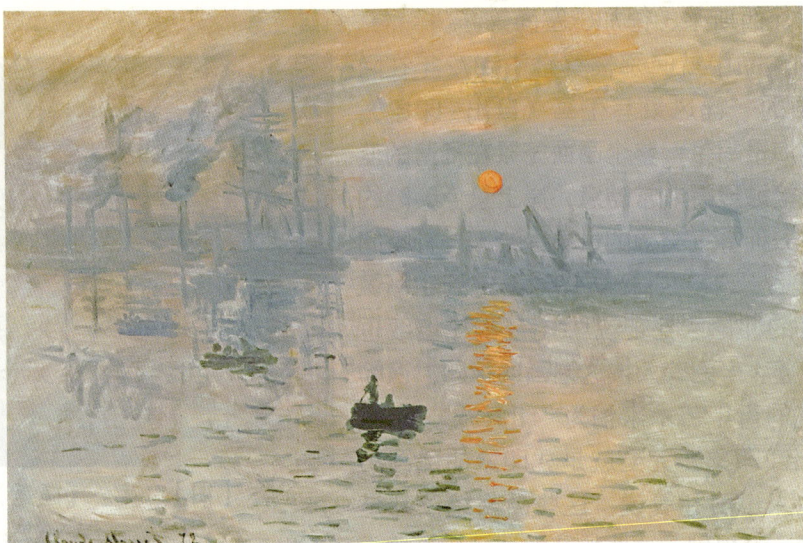

【图2　日出·印象】

👍 欣赏要点

1.写意的笔触

印象派画家喜欢保留涂抹颜色的笔触，这些笔触看似零乱，却可以生动地暗示物体的结构和场景气氛。

2.补色的运用

互补色是对比最为强烈的色彩。画中几乎仅用了蓝灰和橙红两种色彩便给人丰富、强烈而和谐的视觉效果，这就是补色发挥的作用。

🧑 认识艺术家

克劳德·莫奈（1840 — 1926），法国印象派绘画代表人物和创始人之一

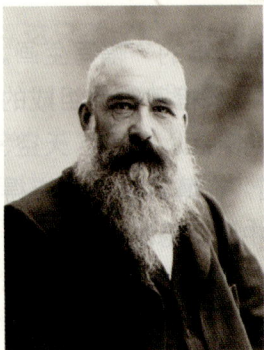

【图3　克劳德·莫奈】

莫奈擅长光与影的实验与表现，他的风格改变了阴影和轮廓线的画法。在莫奈的画作中看不到非常明确的阴影，看不到突显或平涂式的轮廓线。除此之外，莫奈对于色彩的运用相当细腻，他用许多相同主题的画作来实验色彩与光的完美表达，探索光色与空气的表现效果，常常在不同的时间和光线下，对同一对象做多幅的描绘，从自然的光色变幻中抒发瞬间的感觉。其他代表作品：《干草垛》系列、《卢昂教堂》系列、《睡莲》系列等。

任务说明 使用画笔、颜料和白纸或电脑的绘图软件画出一个边长10厘米的正方形，纵、横各化成5个方格，选取《日出·印象》中的色彩，为格子填色。每个格子均匀地填涂一种颜色，体验画家在原作中是如何运用色彩关系营造视觉效果的。

🌴 跟着名作去旅行

浪漫之都——巴黎

巴黎是法国的首都和最大城市，横跨塞纳河两岸。整座城市以夏特勒广场为基点，其周围到香榭丽舍大道都是市中心，市中心的"中心"是为塞纳河所围绕的西堤岛上的圣母院和巴黎地方法院。西堤岛的北面是协和广场，巴黎歌剧院、马德莲教堂、卢浮宫、杜勒丽花园等都位于右岸市中心这一地区。若以香榭大道为分界线，往西看，巴黎的象征——艾菲尔铁塔、荣军院都位于左岸。巴黎是极为著名的世

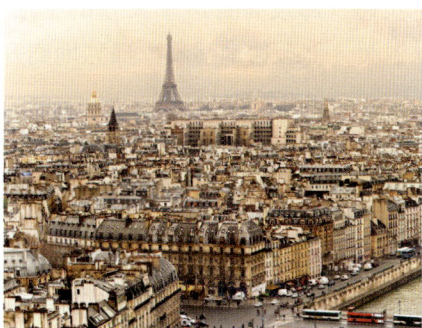

【图4　法国 巴黎】

界艺术之都，印象派艺术的发源地，欧洲文化中心，欧洲启蒙思想运动中心，举世闻名的文化旅游胜地。

▶《向日葵》

👆 故事导入

梵·高的耳朵为她而割

在一个阳光明媚的午后，梵·高在一个小酒馆里对一位他爱慕的女孩说："小姐，我该送件什么样的礼物给你呢？"那位比他年龄小得多的女孩开玩笑地拉着他的左耳朵说："就要这个。"然后哈哈大笑。梵·高回到居所，他用手扯住耳朵，操起一把锋利的水果刀，想了想，然后嚓地一声把耳朵割下来。然后又用刚才那女孩送给他的一方小手绢，细心地把耳朵包好，给女孩送去。那天真的女孩开心地解开手绢，一看是只

血淋淋的人耳朵，顿时昏厥过去。从此，她不敢再和梵·高交往。对于这种超乎常规思维的举动，那普通的女孩也许会认为梵·高是十足的疯子，因为她永远听不懂梵·高用这种认真的声音向她表明的对爱慕的诚恳。

梵·高热爱生活、渴望爱情，他的爱就像他的油画一样，有如一团炙热的火焰，这熊熊燃烧的情感和作品已超过人们认识的极限，无人理解。梵·高越发变得敏感、焦虑、疯狂，心中的火焰激发了画家艺术的灵感，却没有给这个天才的生活带来一丝温暖，他孤独地活着，孤独地离开。

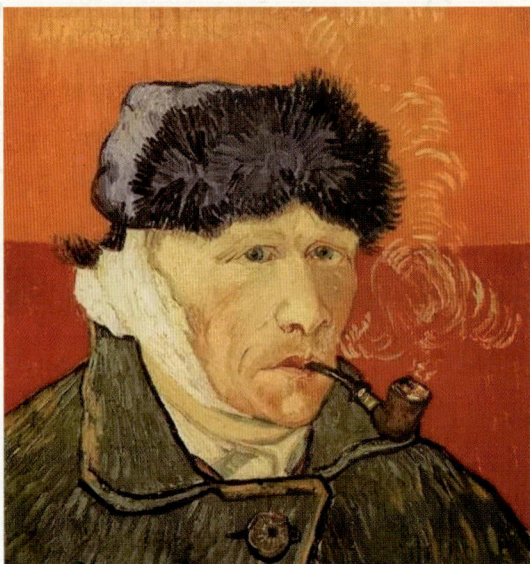

【图5　梵·高《割耳后的自画像》】

🕐 时代背景

后印象派的到来——19世纪末

在19世纪末，许多曾受到印象主义鼓舞的艺术家开始反对印象派，他们不满足于单一、片面地追求光色，强调作品要抒发艺术家的自我感受和主观情感，于是开始尝试对色彩及形体表现性因素的自觉运用，后印象派从此诞生。后印象派不是印象派的后期。换句话说，后印象派不是印象派，而是与印象派本质不同的、在印象派之后产生的一个新的艺术派别，其艺术观点是反对真实的表现自然界的光和色，主张如实地表现艺术家对客观事物的主观感受，后印象派的主要代表人物是塞尚、梵·高和高更。

🔍 作品导读

《向日葵》，布面油画，纵93厘米，横73厘米，现存伦敦国家画廊。《向日葵》是梵·高在阳光明媚的法国南部城市普罗旺斯的阿尔勒所作，共有十一幅，这是其中最著名的一幅。在绘画艺术的漫长历史中，梵·高的《向日葵》似乎成为最具代表性的作品，它甚至成了艺术史上的一座丰碑。它还向我们展示出一位伟大艺术家的精神世界。耀眼的黄颜色充斥整个画面，棕红色的花蕊，就像一团炽热的火球，黄色的花瓣和金色的背景就像太阳放射出耀眼的光芒，引起人们精神上的极大振奋。清晰可见的条状笔触加强了画面视觉冲击，运动感的和仿佛旋转不停的笔触自信地涂抹在画布上，像舞蹈一样扭动的花瓣显示出性格的倔强和内心的不安。梵·高笔下的向日葵不仅仅是植物，而是带有原始冲动和热情的生命体，也可以说是梵高另外一种形式的自画像。

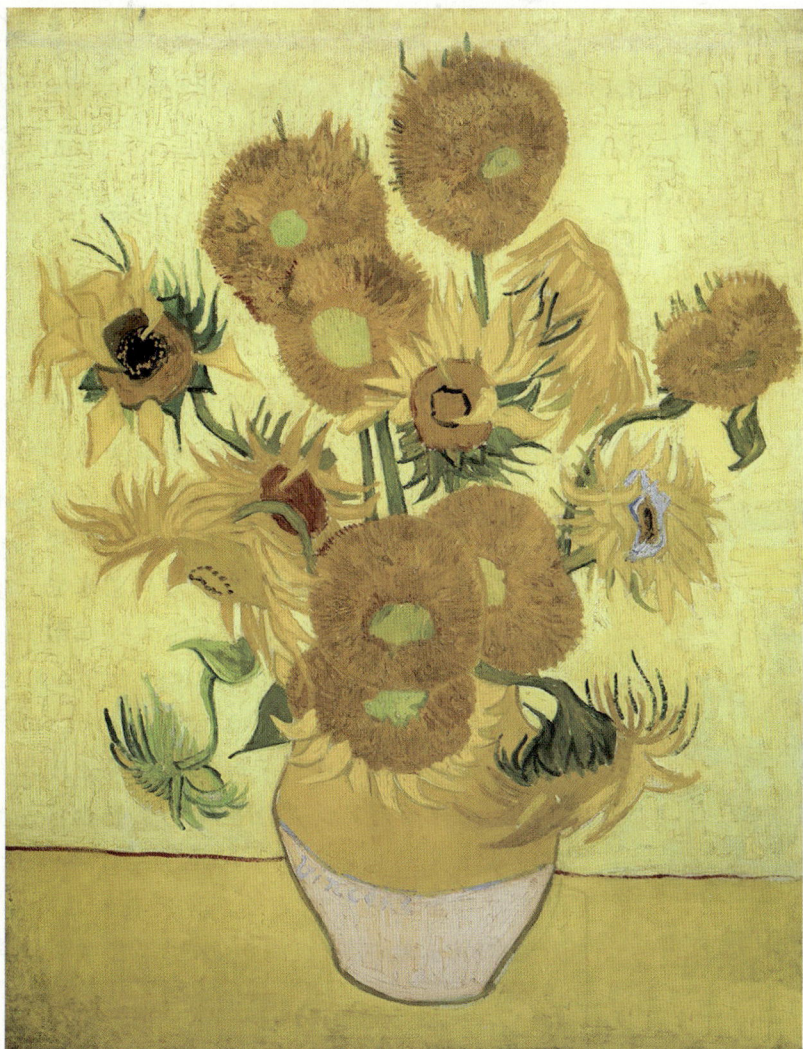

【图6 梵·高《向日葵》】

👍 欣赏要点

1. 炙热金黄的色调

梵·高的作品最大的特点就是善于使用未经调和的颜色。他极少画光影,但画面却充满了光感,纯度很高的黄色让他的画面异常地鲜艳夺目。

2. 厚重有力的笔触

梵·高作画时不像印象派画家那样轻松自在,而是认真而用力地在画布上抹上每一笔颜色,清晰可见的条状笔触加强了画面视觉冲击。

3. 人格的象征

《向日葵》是梵·高的生命之花，那一团团火焰般的向日葵，表现出了他对生活的热烈渴望与顽强的追求。

认识艺术家 　　📱微课3

文森特·威廉·梵·高（1853 — 1890），后印象派画家

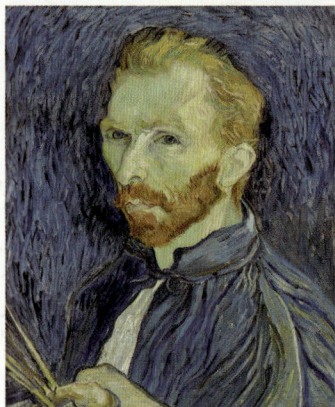
【图7 《梵·高自画像》】

出生于荷兰新教牧师家庭，做过画店学徒和见习牧师，27岁学画素描，30岁开始画油画。生前只卖掉过一幅画，经济上主要靠弟弟提奥支持，后来患上精神疾病，37岁时在精神异常的情况下开枪自杀。在西方美术史上梵·高是个充满矛盾的艺术家，他天才至极却英年早逝，他心地善良却常遭人误解，他热爱生活却艰难度日，向往爱情而孤独一生，生前无人问津，身后却一鸣惊人。他的绘画生涯很短暂，并且饱受疾病和贫困的折磨，人们有时很难分辨他天才与疯狂的界限，而他的作品就是他生命的最好诠释。梵·高是后印象主义的先驱，并深深地影响了二十世纪艺术，尤其是野兽派与表现主义。其代表作品有《向日葵》《星空》《鸢尾花》《夜间咖啡馆》《自画像》等。

体验与创造

任务说明　使用画笔、颜料和白纸或电脑的绘图软件画出一个边长10厘米的正方形，纵、横各化成5个方格，选取《向日葵》中的色彩，为格子填色。每个格子均匀地填涂一种颜色，体验画家在原作中是如何运用色彩关系营造视觉效果的。

▶《格尔尼卡》

故事导入

这是你们的杰作

　　1937年4月26日，那本应该是"人间四月天"，德国法西斯空军恣意轰炸了西班牙历史名城——风光旖旎的小镇格尔尼卡，当时恰逢集市，2000名无辜平民丧生，格尔尼卡被夷为平地。这一事件震惊了全世界，愤怒的毕加索，挥笔创作了大型油画《格尔尼卡》。这幅画问世后，曾在一些国家展出，受到爱好和平者的高度评价，毕加索也因此备受世界人民的尊敬。佛朗哥独裁统治时期，《格尔尼卡》无法在画家的祖国展出。直到1981年，《格尔尼卡》才回到西班牙，实现了毕加索的遗愿。在巴黎毕加索艺术馆，曾发生了一件小事：一天，一些德国军人来此参观，毕加索发给他们每人一幅《格尔尼卡》的复制品。一名军官问毕加索："这是您的杰作吗？"毕加索回答："不，这是你们的杰作！"

时代背景

"二战"前奏——20世纪30年代

　　1929年10月，美国股市崩盘，由此引发了资本主义发展史上最严重的一次全球性经济危机。西方国家大萧条所带来的动乱，使法西斯主义恶性发展。1936年7月西班牙内战开始，反法西斯的人民阵线与共和政府有前苏联和墨西哥的援助，而佛朗哥的国民军则有纳粹德国、意大利王国和葡萄牙的支持，最终亲法西斯的佛朗哥势力获得胜利，重新在西班牙复辟帝制。因为西班牙意识形态的冲突和轴心国集团与前苏联政府代理战争，使西班牙内战被认为是第二次世界大战发生的前奏。

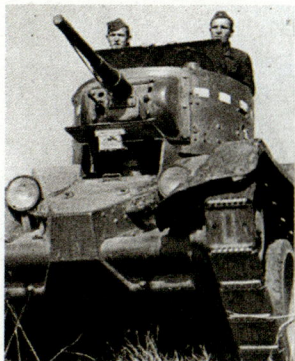

【图9　西班牙内战时的苏联坦克】

作品导读

　　《格尔尼卡》油彩壁画，纵305.5厘米，横782.3厘米，现藏普拉多博物馆。是毕加索作于20世纪30年代的一件具有重大影响及历史意义的杰作。此画表现的是1937年4月26日德国空军轰炸西班牙北部巴克斯重镇格尔尼卡的事件，画家结合立体主义、象征主义和超现实主义风格，表现了战争给人们带来的痛苦，表达自己对战争罪犯的抗议和对这次事件中死去的人的哀悼。全画从左至右可分为四段：第一段突出显示了公牛的形象；第二段强调受伤挣扎的马，其上方那盏耀眼的电灯看起来好似一只惊恐、孤独的眼睛；第三段，最显眼的是那个举着灯火从窗子里伸出头来的"自由女神"；而在第四段，那个双臂伸向天空的惊恐的男子形象，其绝望的姿态使人过目难忘。画面的造形变形夸张，在支离破碎的黑白灰色块中，散发着无尽的阴郁、恐惧，折射出画家对人类苦难的无限悲悯。

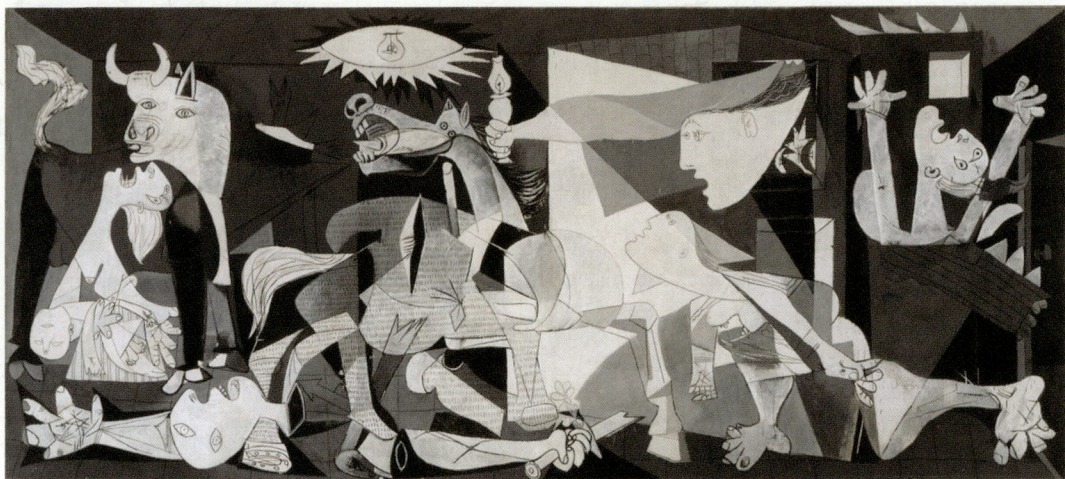

【图10　毕加索《格尔尼卡》】

👍 欣赏要点

1. 形象的象征性

画中具有丰富的象征性，毕加索自己曾解释此画图像的象征含义，称公牛象征强暴，受伤的马象征受难的西班牙，闪亮的灯火象征光明与希望……

2. 几何造型的表现力

画面的造形变形夸张，但并不是抽象得不能辨认，只是把形象压平，借助不规则的几何形状的造形张力绝佳地表现出轰炸造成的混乱和战争带来的痛苦。

3. 混乱中的秩序

看似混乱的画面空间里，所有形体与图像的安排，都是经过了精细的构思与推敲，而有着统一的秩序。在画面正中央，不同的亮色图像互相交叠，构成了一个等腰三角形；三角形的中轴，恰好将整幅长条形画面均分为两个正方形。

毕加索（1881—1973）出生在西班牙马拉加，是当代西方最有创造性的艺术家之一

【图11　毕加索】

他10几岁就开始绘画生涯，当时的作品具有浓浓的现实主义画风。1900年来到巴黎，先后经历了蓝色时期、玫瑰时期、立体主义时期和超现实主义时期。毕加索是位多产画家，据统计，他的作品总计近37000件，他是二十世纪的艺术史上浓墨重彩的一笔，代表作品有《拿烟斗的男孩》《亚威农少女》《梦》《格尔尼卡》等。

体验与创造

任务说明 收集一些战争场面的图片，尝试运用毕加索在作品《格尔尼卡》中的风格和方法把你收集到的图片上的形象画下来。

🌴 跟着名作去旅行

天堂般的城市——马拉加

马拉加位于西班牙南部安达卢西亚，是西班牙第二大地中海港口，被群山和两条注入地中海的河流所环抱，年平均气温23度，气候宜人。太阳海岸的天空是一种有闪光绸感的钴蓝，平静的地中海海面在天晴时显现的也是一种沉甸甸的灰蓝色，十分迷人。马拉加历史悠久，市区分散着众多的历史古迹，从公元3世纪的古罗马圆型剧场，6世纪的穆斯林城堡，到8世纪由清真寺上改

【图12　西班牙　马拉加】

建起来的教堂等等数不胜数。这里是毕加索的故乡，也许正是阳光的青睐和典型的伊比利亚式的生活方式使得马拉加的色彩给了毕加索艺术的灵感。

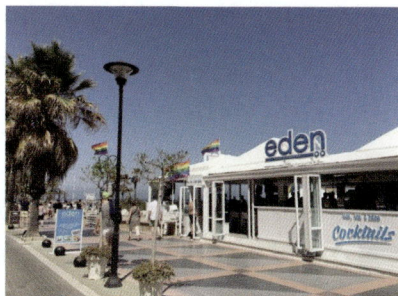

分析与归纳

完成下列三件作品对比分析图表

赏析维度	《日出·印象》	《向日葵》	《格尔尼卡》	备选项
创作动机				A. 探索新的绘画风格 B. 为世博会场馆进行主题创作 C. 迎接朋友的到来
题材内容				A. 自然风光 B. 花卉静物 C. 真实的历史事件
思想感情				A. 对生命的赞扬 B. 对纳粹德国暴行的鞭笞 C. 对自然光影的眷恋
形式及 技法特色				A. 互补色的运用 B. 条状笔触厚涂 C. 对形象的夸张与分割

知识要点

1. 印象派绘画　是西方绘画史上划时代的艺术流派，也叫印象主义绘画，19世纪60~90年代在法国兴起，因莫奈的油画《日出·印象》受到一位记者嘲讽而得名。代表画家有莫奈、马奈、毕沙罗、雷诺阿、德加等。这些艺术家们走出画室，深入原野和乡村、街头，把对自然清新生动的感观放到了首位，认真观察沐浴在阳光中的自然景色，以看似随意的用笔把变幻不居的光色效果记录在画布上，留下瞬间的永恒图像。

2. 后印象派绘画　是从印象派发展而来的一种西方绘画流派。在19世纪末，许多曾受到印象主义鼓舞的艺术家开始反对印象派，他们不满足于刻板片面的追求光色，强调作品要抒发艺术家的自我感受和主观感情，于是开始尝试对色彩及形体表现性因素的自觉运用，后印象派从此诞生，以塞尚、梵·高、高更为代表。

3. 现代主义绘画　是指西方国家从20世纪初发展起来的区别于过去的艺术思想和表现方式的的绘画潮流。它包含众多流派——野兽派、立体主义、达达主义、表现主义、超现实主义、抽象主义、波普艺术等等。现代派绘画的共同特点是反传统和非客观，他们以崭新的视角和独特的形式表达自己的艺术观念和内在的精神世界。

拓展欣赏

【图13 雷诺阿《红磨坊的舞会》】

这幅画描绘的是巴黎的一个室外露天舞会，午后的阳光透过树丛，星星点点地洒落在人们的身上、脸上、桌上和草地上。画家运用轻松而有节奏的笔触把这种光斑淋漓的效果表现了出来，甚为生动。雷诺阿敏感捕捉了跳舞和谈笑的人物形象，对舞会欢乐气氛的生动把握体现出了印象派的艺术魅力。画面人物众多，人头攒动，色斑跳跃，热闹非凡，给人以愉快欢乐的强烈印象。

2.《静物》，布面油画，作者是后印象派代表画家保罗·塞尚。

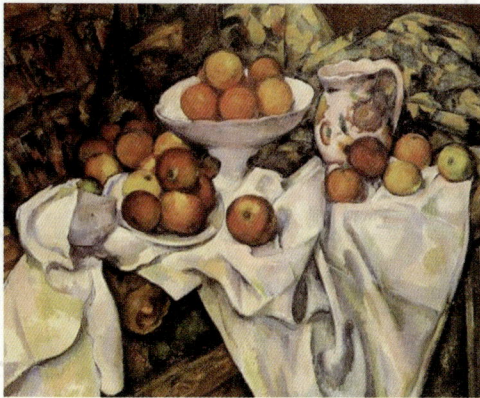

【图14 塞尚《静物》】

静物是塞尚最热衷表现的题材，也是最能体现这位被后人称作"现代艺术之父"的画家艺术思想的作品。西方的画家一直试图用自己的画笔表现眼睛看到的真实世界，只不过对什么是真实的世界，从哪个角度去表现真实世界有着不同的理解。塞尚认为一切自然形体都可以概括成立方体、球体、圆柱体、圆锥体等，而这种简洁有力的几何体才是形体存在的本质。塞尚《静物》系列中的水果是圆球状的，衬布的皱褶如起伏的山峰，陶罐和瓶子的体积也是简洁有力的圆柱体，当表面的光影变幻甚至物体的质地效果被省略之后，一切都变得那么的朴实和结实。这种朴实和结实的体量感和存在感正是塞尚理解的世界的真实。

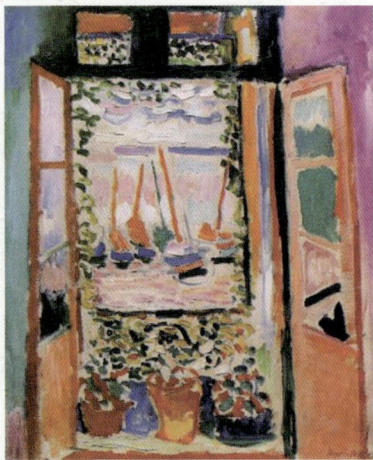

【图15　马蒂斯《开着的窗户》】

3.《开着的窗户》，是野兽派画家马蒂斯的代表作。

野兽派作品的色彩具有鲜明的主观性，这种主观的色彩直接来自画家的内心感受，使作品的表现力更加自由、直接和真实。该幅作品使用了蓝紫色与赭红色作为作品的基调，亮丽而沉稳，对比中保持和谐。窗台上的盆栽生机盎然，窗外的景色明亮柔和，并不写实的颜色把这一道景色的美好表现得非常准确。画面的题材是生活中普通的一瞥，是匆忙脚步的停顿，是日常生活的回归，充满着阳光、空气和水，洋溢着恬淡、幸福和安详。

微课5

4.《呐喊》，油画，纵90.8厘米，横73.7厘米。作者是表现主义代表画家爱德华·蒙克，现藏奥斯陆国家画廊。

1890年，他开始着手创作他一生中最重要的系列作品"生命组画"。这套组画题材范围广泛，以讴歌"生命、爱情和死亡"为基本主题，采用象征和隐喻的手法，揭示了人类"世纪末"的忧虑与恐惧。蒙克1893年所作的油画《呐喊》，是这套组画中最为强烈和最富刺激性的一幅，也是他重要代表作品之一。在这幅画上，蒙克以极度夸张的笔法，描绘了一个变了形的尖叫的人物形象，把人类极端的孤独和苦闷，以及那种在无垠宇宙面前的恐惧之情，表现得淋漓尽致。

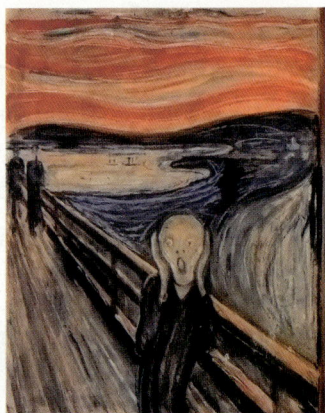

【图16　蒙克《呐喊》】

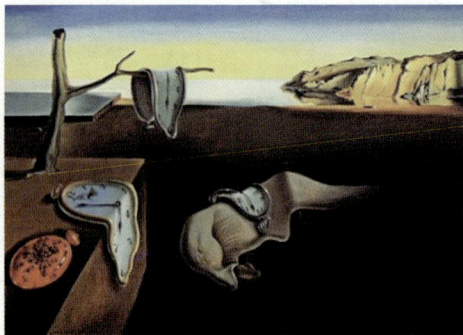

【图17　达利《永恒的记忆》】

5.《永恒的记忆》，布面油画，纵24厘米，横33厘米超现实主义画家达利早期的代表作品，现藏纽约现代艺术博物馆。

画面展现的是一片空旷的海滩，海滩上面有个莫名其妙的怪物，它似乎有些像人的头部，敏感的人甚至觉得从中可发现达利的影子；而更令人惊奇的是出现在这幅画中的好几只钟表都变成了柔软的有延展性的东西，它们显得软塌塌的，或挂在树枝上，或搭在平台上，或披在怪物的背上。最后，那块扣放的、爬满蚂蚁的、见不到时间的硬表，被解释为害怕了解真相。达利运用他那熟练的技巧精心刻画那些离奇的形象和细节，创造了一种引起幻觉的真实惑，令观者看到一个在现实生活中根本看不到的离奇而有趣的景象。

学习检测

单选题

1.印象主义绘画的着重表现的内容是什么？（　　）

A.自然中的光色变换　　　　　　B.严谨的物体造型

C.重大的历史题材　　　　　　　D.丰富的内心情感

2.印象主义绘画的名作《日出·印象》的作者是谁？（　　）

A.梵·高　　　　B.雷诺阿　　　　C.马奈　　　　D.莫奈

3.梵·高的绘画属于什么绘画流派？（　　）

A.印象主义　　　B.后印象派　　　C.野兽派　　　D.抽象主义

4.毕加索开创了哪一个绘画流派？（　　）

A.表现主义　　　B.超现实主义　　C.立体主义　　D.抽象主义

多选题

1.下列哪些作品是法国印象主义画家莫奈的作品？（　　）

A.《卢昂教堂》　　B.《稻草垛》　　C.《维特伊》　　D.《睡莲》

2.下列哪些作品是法国后印象主义梵·高的作品？（　　）

A.《鸢尾花》　　　B.《有乌鸦的麦田》　C.《星空》　　D.《夜间咖啡馆》

3.下列哪些绘画流派属于西方现代主义美术的范畴？（　　）

A.野兽派　　　　B.表现主义　　　　C.立体主义

D.超现实主义　　E.抽象主义

应用与提升

▶ 在拓展欣赏的作品中选择一幅作品进行探究和分析，并完成作品分析图表。

赏析维度		信息采集
作品名称		
直觉感受		
背景信息	时代	
	地区	
	流派	
	艺术家	
作品分析	创作动机	
	题材内容	
	思想感情	
	形式及技法特色	

书网融合……

📱微课1

📱微课2

📱微课3

📱微课4

📱微课5

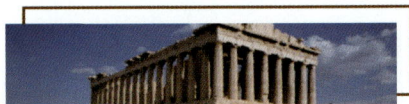

模块 7

中外建筑艺术

中外建筑艺术

模块七 | 中外建筑艺术

学习目标

通过对《故宫》《拙政园》两座中国古典建筑以及《帕特农神庙》《科隆大教堂》和《悉尼歌剧院》为代表的西方建筑进行对比赏析，初步了解建筑艺术的审美要素，感受和领悟中西方建筑历史上几种典型建筑风格的艺术特色。

学习准备

说到建筑，首先映入你脑海的有哪些建筑？

请同学写下这些建筑的名字，收集相关信息资料，按照一定的逻辑顺序整理成课件形式，对其进行介绍说明，并做好课上讲解的准备。

作品赏析

▶《北京故宫》

故事导入

永乐皇帝如何迁都北京

明朝初年建都金陵（今南京），待永乐元年(1403年)，礼部尚书李至刚等奏称，燕京北平是皇帝"龙兴之地"，应当立为陪都。明成祖于是以北平为北京，改北平府为顺天府，称为"行在"。同时开始迁徙各地流民、江南富户和山西商人等百姓充实北京。永乐四年，下诏兴建北京皇宫和城垣。永乐七年，在北京附近的昌平修建长陵，明成祖将自己的陵墓修在北京而不是南京，证明永乐皇帝已经下定决心要迁都。永乐十四年，明成祖召集群臣，正式商议迁都北京的事宜。对于提出反对意见的大臣一一被革职或严惩，从此无人再敢反对迁都。次年，北京紫禁城正式动工。永乐十八年，北京皇宫和北京城建成，明成祖下诏正式迁都，改金陵为南京，改北京为京师。

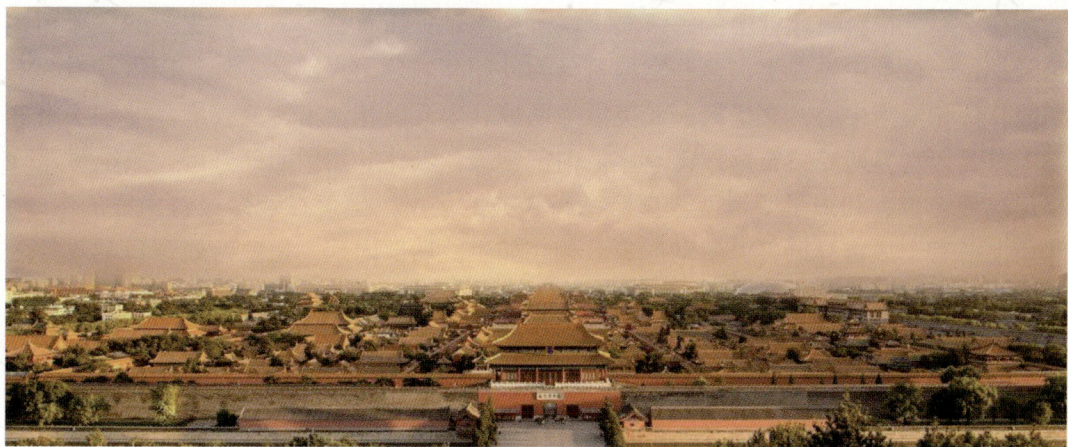

【图1　北京故宫】

　　刚刚迁都几个月的永乐十九年初夏，紫禁城的奉天、华盖、谨身三大殿遭雷击，尽皆焚毁，朝野议论纷纷。礼部主事萧仪认为，迁都后诸事不便，且弃绝皇脉与孝陵，有违天意。成祖大怒，立即处死了萧仪。

　　明成祖死后，仁宗即位。明仁宗长期作为太子在南京监国，即位后，面对残破的北京皇宫，立刻有还都南京的打算，下令修葺南京宫殿，准备废除北京作为京师的地位。但仁宗继位未满一年即驾崩，此时还都的实际行动尚未展开。尽管仁宗的遗诏中强烈表明了他希望还都的意愿，继位的明宣宗还是暂缓了还都的计划。明宣宗的儿子明英宗继位后，正式确定北京为明朝京师，从此北京便成为明清两朝的都城。

作品导读

　　北京故宫，旧称紫禁城，位于北京中轴线的中心，是明清两个朝代的皇宫，是世界上现存规模最大、保存最为完整的木质结构的宫殿型建筑，被联合国教科文组织列为世界文化遗产。

　　北京故宫的宫殿建筑是中国现存最大、最完整的古建筑群，建于明永乐年间。南北长961米，东西宽753米，总面积达72万多平方米，大小院落90多座，房屋有980座，共计8707间，被称为"殿宇之海"，气魄宏伟，极为壮观。故宫严格地按《周礼·考工记》中"前朝后市，左祖右社"的帝都营建原则建造。整个故宫，在建筑布置上，用形体变化、高低起伏的手法，组合成一个整

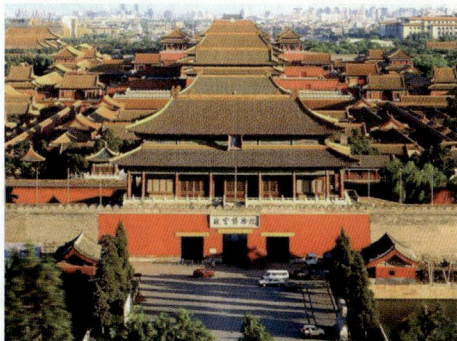

【图2　北京故宫北门】

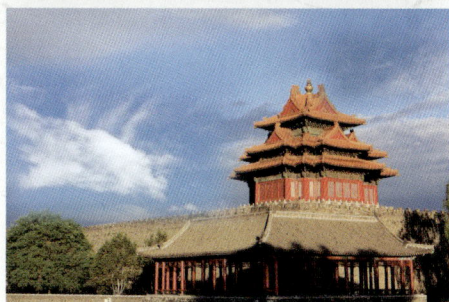

【图3　北京故宫角楼】

体。在功能上符合封建社会的等级制度。一条中轴贯通着整个故宫，主要的宫殿和御花园都位于这条中轴线上。这些宫殿可分为外朝和内廷两大部分。外朝以太和殿、中和殿、保和殿为中心，文华殿、武英殿为两翼。内廷以乾清宫、交泰殿、坤宁宫为中心，东西六宫为两翼，布局严谨有序。前部宫殿，宏伟壮丽，明朗开阔，象征封建政权至高无上。太和殿是明清两代皇帝举行大典的场所，坐落在紫禁城对角线的中心，四角上各有十只吉祥瑞兽，生动形象，栩栩如生。后部内廷，是皇帝处理日常政务之处，也是皇帝与后妃居住生活的地方，风格上庭院深邃，建筑紧凑，富有生活气息，建筑多是自成院落，相对排列，秩序井然，内廷之后的后苑里有岁寒不凋的苍松翠柏，有秀石迭砌的玲珑假山，楼、阁、亭、榭掩映其间，幽美而恬静。故宫的四个城角都有精巧玲珑的角楼，高27.5米，十字屋脊，三重檐迭出，四面亮山，多角交错，造型绮丽，另人称奇。

　　1924年，冯玉祥发动"北京政变"，将溥仪逐出宫禁，同时成立"清室善后委员会"接管了故宫。1925年10月10日故宫博物院正式成立，对外开放。自2002年至2020年故宫进行"百年大修"，已有600年历史的北京故宫将以崭新的面貌展现在世人面前。

👍 欣赏要点

1. 中轴对称式布局

　　平面布局以太和殿为中心，取左右对称的法式排列诸殿堂、楼阁、台榭、廊庑、亭轩、门阙等建筑。

2. 多样的屋脊结构

　　故宫建筑的屋顶根据等级的区别采用不同的屋顶样式，太和殿和乾清宫采用的是等级最高的庑殿顶，由一条正脊和四条垂脊构成；太和门和保和殿采用的是歇山式屋顶；中和殿和御景亭采用的是攒尖式屋顶；其他建筑屋顶采用卷棚式、硬山式、十字脊式等。

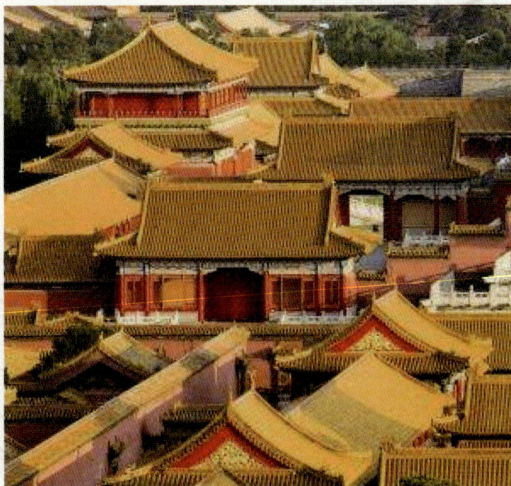

【图4　北京故宫屋脊】

3. 庄重的色彩装饰

屋顶多用金黄色，立柱门窗墙垣等处多用赤红色装饰，檐枋多施青蓝碧绿等色，衬以石雕栏板及石阶之白玉色，形成鲜明的色彩对比。

认识艺术家

样式雷：是对清代 200 多年间主持皇家建筑设计的雷姓世家的誉称

在十七世纪末年，一个南方匠人雷发达来北京参加营造宫殿的工作。因为技术高超，很快就被提升担任设计工作。从他起一共七代直到清朝末年，主要的皇室建筑如故宫宫殿的修复，皇陵、圆明园、颐和园的建造等都是雷氏负责的。这个世袭的建筑师家族被称为"样式雷"。

体验与创造

任务说明 结合故宫博物院的官方网站的信息，设计一张"故宫一日游"的导览图。

跟着名作去旅行

中华古都——北京

北京，中华人民共和国首都，全国政治中心、文化中心、国际交往中心。北京历史悠久，文化灿烂，是首批国家历史文化名城、中国四大古都之一和世界上拥有世界文化遗产数最多的城市。早在七十万年前，北京周口店地区就出现了原始人群部落"北京人"。公元前1045 年，北京成为蓟、燕等诸侯国的都城。公元938年以来，北京先后成为辽陪都、金中都、元大

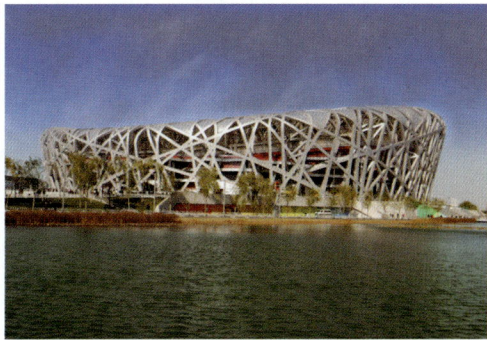

【图5 北京国家体育馆】

都、明清国都。悠久的建城史孕育了故宫、天坛、八达岭长城、颐和园等众多名胜古迹。随着２００８ 年成功地举办第29届夏季奥林匹克运动会，又增添了"鸟巢"和"水立方"等现代化的体育场馆，以及２００７ 年底正式运营的国家大剧院等一批新的文化地标让古老的北京城具有了国际化的现代气息。

▶《拙政园》

故事导入

公子哥的一夜豪赌

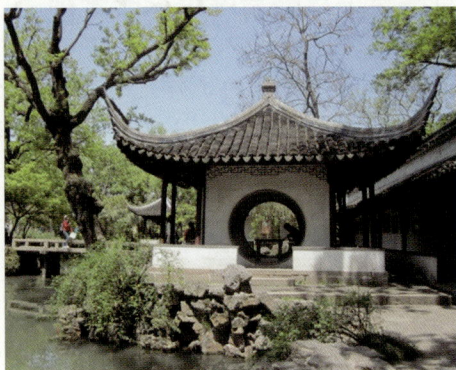

【图6 苏州 拙政园】

在明代的正德年间，有一位被获罪贬谪的失意官僚王献臣，回到家乡苏州后，看中了这里的一片寺庙和周围的两百余亩地，他买下这片宅邸，开始营造宅园。前后花了21年时间终于把园子建成，取名为"拙政园"。乔迁搬场之日，亲朋好友纷纷前来祝贺，面对着满园景致，宾客中最兴奋的莫过于吴门四才子之一的文征明了，作为王献臣的朋友和园林首席设计师，参与了拙政园建设的全过程，他把一个诗人、画家和江南文人的审美情趣揉进了园林的建筑、山水和花草。之后，王、文二人经常宴饮、赏玩于拙政园。

王献臣去世后，王家公子好赌成性，这给住在东园徐家三少爷提供了夺取拙政园的好机会。一天夜里，徐三少爷精心策划了一场赌场骗局，几个帮闲，几个女佣，都是徐三少的托，其伎俩古今中外都一样，起先，王公子似乎手风极顺，大小通吃，白花花的银子赢了两千两，正志得意满，徐三少，从怀里掏出厚厚一沓银票，"这是四千两，一把见胜负，我做庄，赌我手气，转六个点子满堂红"。王公子正犹豫，架不住边上帮闲的连哄带捧，王公子一咬牙道："好，我奉陪就是，不过我的银票都在台面上了，怎么说？""好说，台面上的银子连你家的园子算四千两，输了我双手奉上"，当晚的赌局，搞大了……结果你懂的。

第二天，旭日东升，拙政园里亭台楼阁、山石林木依然一片灿烂，面如死灰的王公子悔青了肠子，含泪离开了已姓徐的拙政园。从此王家一蹶不振，王家子孙后来穷困潦倒到以吊丧为业糊口。

作品导读

拙政园，位于江苏省苏州市，是江南古典园林的代表作品。与北京颐和园、承德避暑山庄、苏州留园被誉为中国四大名园。

拙政园位于苏州城东北角，占地78亩。全园以水为中心，山水萦绕，厅榭精美，花木繁茂，风光明朗清雅、朴素自然。具有浓郁的江南水乡特色。全园分东、中、西三个部分，东部原称"归田园居"，约31亩，布局以平冈远山、松林草坪、竹坞曲水为主，配以山池亭榭，仍保持疏朗明快的风格。中部是拙政园的主景区，为精华所在。其总体布局以水池为中心，亭台楼榭皆临水而建，池水面积占全园面积的三分之一。以荷香喻人品的"远香堂"为拙政园中部的主体建筑，位于水池南岸，隔池与东西两山岛相望，池水清澈广阔，遍植荷花，山岛上各建一亭，四季景色因时而异。倚玉轩之西有一曲水湾深入南部居宅，这里有三间水阁名为"小沧浪"，它以北面的廊桥"小飞虹"分隔空间，构成一个幽静的水院。西部原为"补园"，水面迂回，布局紧凑，依山傍水建以亭阁。西园的主体建筑是十八曼陀罗花馆和卅六鸳鸯馆。东面有六角形"宜两亭"、南有八角形塔影亭。起伏、曲折、凌波而过的水廊、溪涧则是苏州园林造园艺术的佳作。

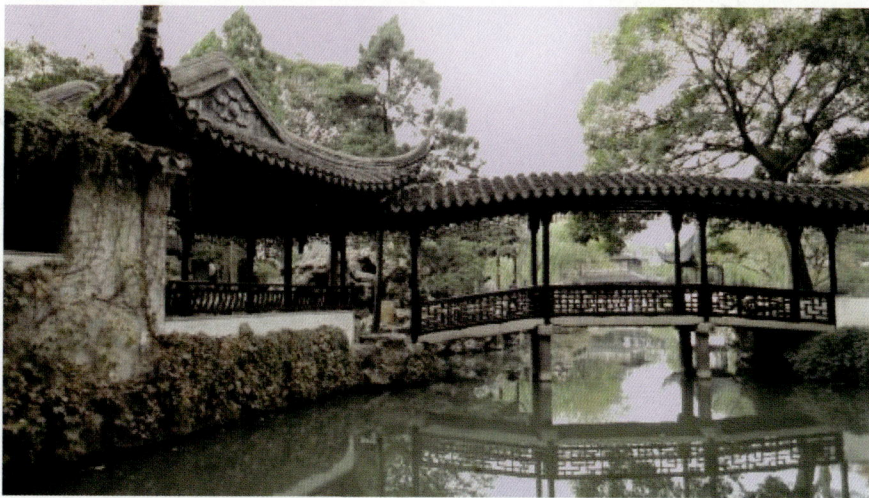

【图7　苏州　拙政园】

拙政园充分体现了苏州园林的特色，因地制宜，利用借景、对景、分景、隔景等种种手法来组织空间，造成园林中曲折多变、小中见大、虚实相间的景观艺术效果。通过叠山理水，栽植花木，配置园林建筑，形成充满诗情画意的文人写意山水园林，在都市里创造出人与自然和谐相处的"城市山林"。

👍 欣赏要点

1.疏密有致、层次错落

拙政园的建筑布局既不同于故宫的中轴对称式，也不同于其他小型私家园林的四周排列，而是随着地形的变化高低错落、参差曲折，且建筑多为开放式的，充分体现了古典园林建筑中对景、衬景、借景的艺术特色。

2.对画境的追求

拙政园中的池塘、水流、假山、植物不仅起到装饰和点缀作用，而是和建筑物相得益彰，构成了悠然空远的山林意趣，营造出诗情画意的空间景观。

体验与创造

任务说明 拥有一个庭院是很多人的梦想，请同学在游戏"我的世界"中建造一个属于自己的庭院，并与同学分享。

跟着名作去旅行

园林之城——苏州

苏州，又称姑苏，位于江苏省东南部，西抱太湖，北依长江。苏州城始建于公元前514年，有2500多年历史，是中国首批24座国家历史文化名城之一，是吴文化的发祥地。苏州有著名的观前街、寒山寺，当然作为苏州名片的是明清时期的私家园林。苏州园林是中国私家园林的代表，被联合国教科文组织列为世界文化遗产。最盛时期，苏州的园林和庭院达到280余处，现保存完整的有60多处，对外开放的有19处，著名的有沧浪亭、狮子林、拙政园、留园、网师园、怡园等。

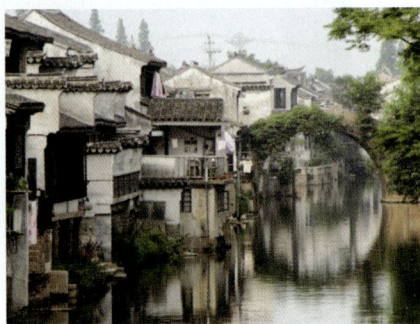
【图8 苏州水乡】

▶《帕特农神庙》

故事导入

马拉松项目的由来

公元前490年春，波斯帝国率军约5万第二次远征希腊，在距雅典东北约40公里的马拉松平原登陆。当时波斯军队为雅典军队的两倍，交战初期，波斯军依仗兵力优势，采取中央突破战术，雅典军中路被波斯军步步紧逼，只得向后退却，而波斯军中路则因而突出了。雅典军两侧精锐立即合围中路波斯军，结果波斯陆军被围歼。而由海路偷袭雅典的波斯海军，亦不能打败雅典海军，波斯军只得撤退。

在马拉松大战获胜后，为了让故乡雅典人民尽快知道胜利的喜讯，统帅米勒狄派一个叫菲迪皮茨的士兵回去报信。菲迪皮茨是个有名的"飞毛腿"，为了让故乡人早知道好消息，他一个劲地快跑，当他跑到雅典时，已喘不过气来，只说了一句"我们胜利了！"就倒在地上死了。

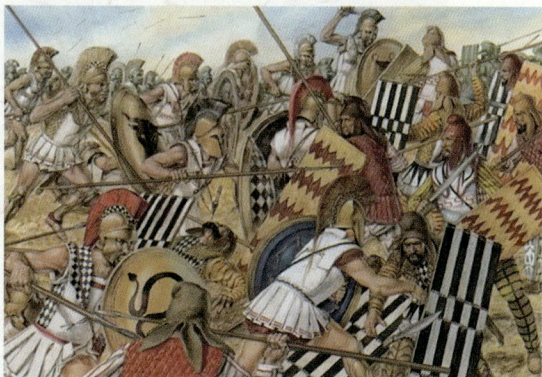

【图9　波希战争】

为了纪念这一事件，在1896年举行的现代第一届奥林匹克运动会上，设立了马拉松赛跑这个项目，把当年菲迪皮茨跑步送信的里程——42.193公里作为赛跑的距离。

🕐 时代背景

西方文明的起源——古希腊

古希腊是西方历史的源头之一，自公元前800年到公元前146年持续了约650年的时间。早在古希腊文明兴起之前约800年，爱琴海地区就孕育了灿烂的克里特文明和麦锡尼文明。大约在公元前1200年，多利亚人的入侵毁灭了麦锡尼文明，希腊历史进入所谓"黑暗时代"。在荷马时代末期，铁器得到推广，取代了青铜器；海上贸易也重新发达，新的城邦国家纷纷建立。希腊人创造了自己的文字，并于公元前776年召开了第一次奥林匹克运动会，标志着古希腊文明进入了兴盛时期。公元前750年左右，随着人口增长，希腊人开始向外殖民。在此后的250年间，新的希腊城邦遍及包括小亚细亚和北非在内的地中海沿岸。在诸城邦中，势力最大的是斯巴达和雅典。

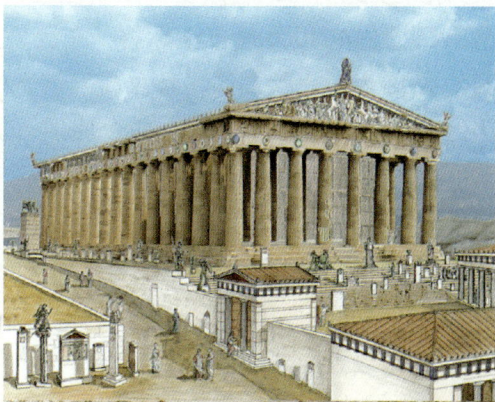

【图10　古希腊神庙复原图】

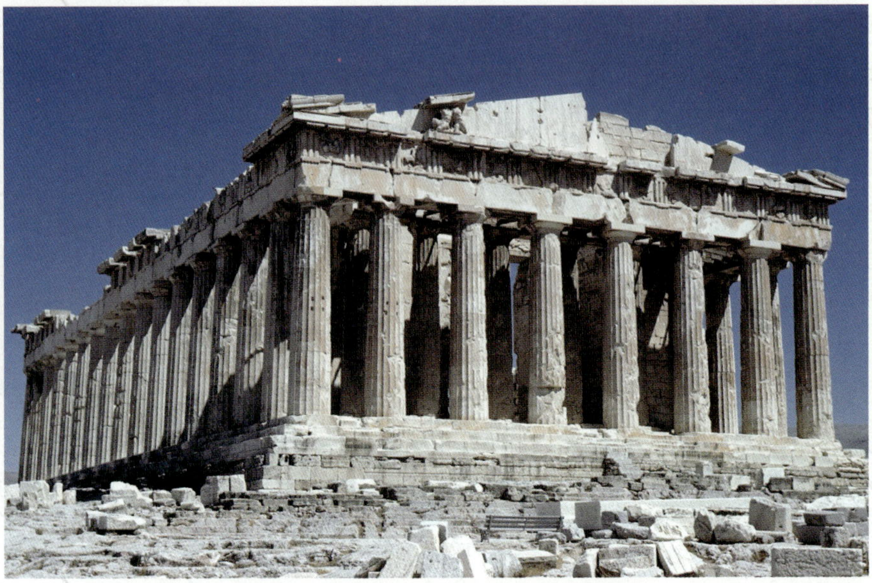

【图11 古希腊 帕特农神庙】

帕特农神庙，希腊雅典卫城主体建筑，是为了歌颂雅典战胜波斯侵略者的胜利而建，是古希腊雅典娜女神的神庙。神庙兴建于公元前5世纪的雅典卫城。帕特农神庙呈长方形，耸立于3层台阶上，玉阶巨柱，画栋镂檐，遍饰浮雕，蔚为壮观。整个庙宇由凿有凹槽的46根大理石柱环绕，东西宽31米，南北长70米。神庙的门面山墙顶部距离地面19米，也就是说，其立面高与宽的比例接近希腊人喜爱的"黄金分割比"，虽然历经两千多年的沧桑之变，如今庙顶已坍塌，雕像荡然无存，浮雕剥蚀严重，但从巍然屹立的柱廊中，还可以看出神庙当年的丰姿。

欣赏要点

1. 巍峨耸立的立柱

这座神庙采用的是多立克的柱式，柱高10.5米，柱底直径近2米。粗大雄壮，柱身雕有20条槽纹，柱头是个倒圆锥台，没有装饰，风格简洁古朴。

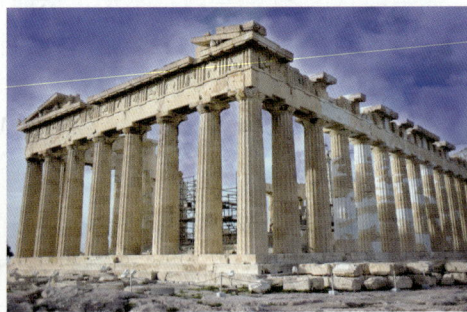

【图12 古希腊 帕特农神庙】

2. 精致的雕刻

列柱走廊内侧的腰带上镂着雅典娜节日的游行盛况，长达160米的浮雕带一气呵成，气韵生动，人物动作完美，历来被认为是希腊浮雕的杰作。

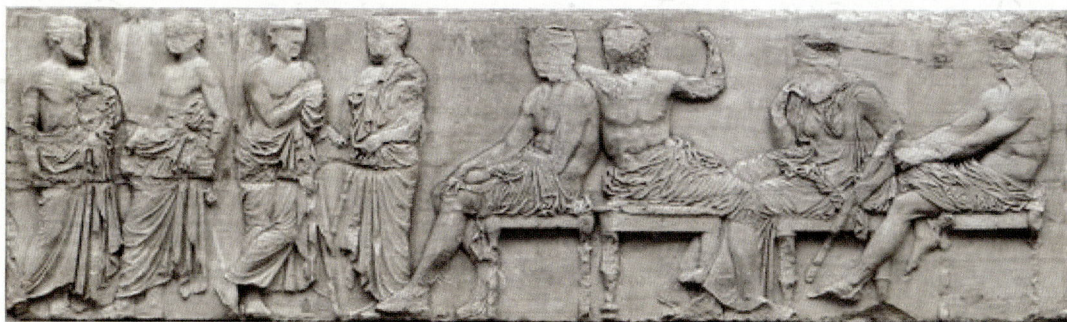

【图13　古希腊神庙上的浮雕】

体验与创造

任务说明　保留至今的古希腊神庙，由于历史原因，大多损毁严重，仅有廊柱结构尚存，帕特农神庙也不例外。你能想象它原来的样子吗？假设由你来复原帕特农神庙，你会怎样设计？请用图文结合的方式描述一下你的设计构思。

🏝️ 跟着名作去旅行

西方文明的摇篮——雅典

雅典是希腊共和国的首都和最大的城市，位于巴尔干半岛南端，属亚热带地中海气候。雅典是欧洲甚至整个世界最古老的城市之一，其历史可以追溯到3000多年前。公元前1000年，雅典成为古希腊的核心城邦。这里是西方文化的发源地，是柏拉图学院和亚里士多德的讲学场所的所在地，众多的哲学家、诗人、艺术家在此诞生或居住，对欧洲以及世界文化产生过重大影响。雅典至今仍保留了很多历史遗迹和大量的艺术作品，其中最著名的是雅典卫城的帕特农神庙。

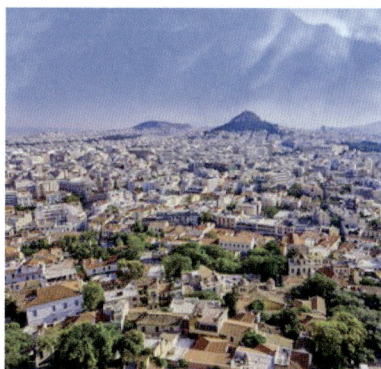

【图14　希腊　雅典】

▶《科隆大教堂》

🖐 故事导入

建造时间最长的教堂

科隆大教堂的建造跨越六个多世纪，它是德国中世纪哥特式宗教建筑艺术的典范。如今的科隆大教堂始建于1248年，1880年竣工，若非19世纪的复古风席卷欧洲，那么这栋哥特式的经典之作恐怕永无完工之日。经过了七个世纪，它先后的建筑者都抱有同样的信仰，而且绝对忠诚于原定计划。大教堂工程规模浩大，至今仍保存着成千上万张设计图，其建筑期长达632年。1248年，法国建筑家凯尔哈里特受邀设计建造科隆大教堂，这标志着一个时代的开始。

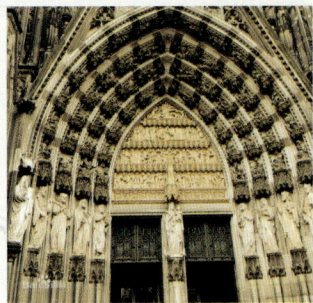

【图15　科隆大教堂内部】

最初的工程是从1248年至1322年的唱诗堂封顶。前期工程耗资巨大，以当时的技术条件来看简直难以想象。由于历次战争阻隔，特别是"30年战争"和"百年战争"两次悠长的宗教战争，建筑工程时断时续。1560年，教堂内大厅基本竣工。由于历次战争阻隔，特别是"30年战争"和"百年战争"两次悠长的宗教战争，建筑工程时断时续。直到1880年10月15日，这座当时荣膺世界最高建筑物的科隆大教堂举行了盛大的竣工典礼。

🕐 时代背景

黑暗时代——中世纪

中世纪是欧洲历史上的一个时代，自西罗马帝国灭亡(公元476年)到文艺复兴和大航海时代(13世纪末至14世纪中叶)的这段时期。中世纪的欧洲没有一个强有力的政权来统治。封建割据带来频繁的战争，造成科技和生产力发展停滞，人民生活在毫无希望的痛苦中，所以中世纪在欧美普遍称作"黑暗时代"。

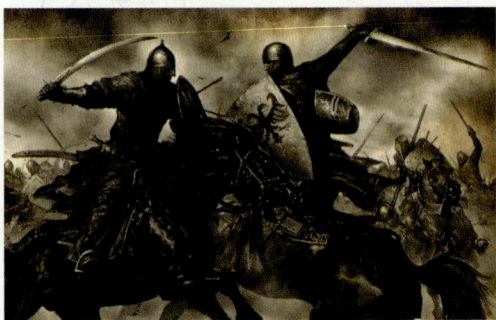

【图16　中世纪骑士战争】

在文化方面，罗马教皇为了保持自己的

独立地位，建立了教皇国，教会统治非常严厉，并且控制了西欧的文化教育。教士不能结婚，主张禁欲，要求人们将一切献给上帝才能死后上天堂；另一方面圣职买卖现象又很严重。教会宣扬三位一体、原罪说等经院哲学，严格控制科学思想的传播，并设立宗教裁判惩罚制度，对追求自由进步思想的人民进行迫害。欧洲在这种落后的封建宗教势力的统治下，科技和生产力发展停滞，人民生活在毫无希望的痛苦之中。

作品导读

科隆大教堂是位于德国科隆的一座天主教大教堂，是科隆市的标志性建筑物。教堂高157.3米，占地8000平方米，建筑面积约6000平方米，东西长144.55米，南北宽86.25米，面积相当于一个足球场。教堂中央是两座与门墙连砌在一起的双尖塔，内部以十字形平面为主体的建筑群。在所有教堂中，它的高度居德国第二，世界第三。集宏伟与细腻于一身，它被誉为哥特式教堂建筑中最完美的典范。它始建于1248年，工程时断时续，至1880年才由德皇威廉一世宣告完工，耗时超过600年，至今仍修缮工程不断。它以轻盈、雅致著称于世，是中世纪欧洲哥特式建筑艺术的代表作，也可以说是世界上最完美的哥特式教堂建筑。它与巴黎圣母院大教堂和罗马圣彼得大教堂并称为欧洲三大宗教建筑。

欣赏要点

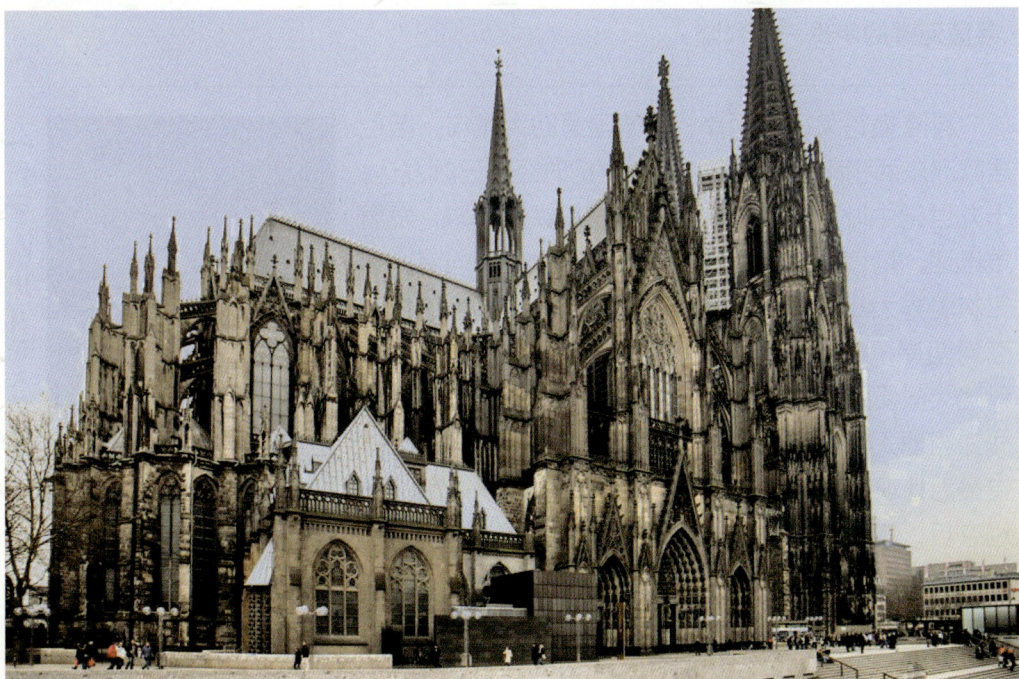

【图17　德国　科隆大教堂】

1.高耸入云的尖塔

这是哥特式建筑的典型特征，科隆大教堂由南北两座尖塔组成，形成双子星的造型，南塔高157.31米，北塔高157.38米，是全欧洲第二高的尖塔，除此以外还有无以计数的小尖塔烘托，16万吨磨光的石头如同石笋般屹立在城市中央，直向苍穹象征人与上天沟通的渴望。

2.彩色玻璃窗

这是哥特式建筑的又一典型特征。科隆大教堂四壁窗户总面积达1万多方米，全装有描绘圣经人物的彩色玻璃，被称为法兰西火焰式，使教堂显得更为庄严。

体验与创造

任务说明 彩色玻璃是哥特式教堂建筑中重要组成部分，请你尝试在玻璃或者其他透明的材质上用颜色进行装饰，感受其独特的视觉效果。

跟着名作去旅行

莱茵河畔的明珠——科隆

科隆横跨莱茵河两岸，是德国第四大城市。因位居欧洲东西和南北交通要冲，中世纪时经济已颇发达。十九世纪中叶后，随鲁尔煤田开发和铁路修筑，发展更迅速。是德国巨大水陆交通枢纽和重要的河港。第二次世界大战时遭严重破坏。科隆市的内城坐落在莱茵河西岸，名胜古迹和繁华商业区大多集中在这里。科隆大教堂是内城的中心附近交通繁忙，教堂广场已成为当地人和旅游者的聚会中心。夜色中的科隆大教堂最为壮观，在灯光的辉映下，教堂显得荧光闪烁，灿烂夺目，美不胜收。此外还有罗马时代地下广场、科隆香水博物馆等地标性建筑。

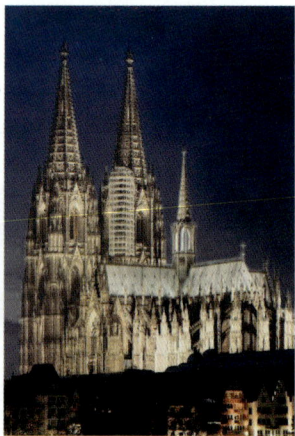

【图18 德国 科隆大教堂夜景】

▶《悉尼歌剧院》

故事导入

废纸堆中的"橙子瓣"

1956年，丹麦37岁的年轻建筑设计师约恩·乌松看到了澳大利亚政府向海外征集悉尼歌剧院设计方案的广告。虽然对远在天边的悉尼根本一无所知，但是凭着从小生活在海滨渔村的生活积累所迸发的灵感，他完成了这一设计方案，按他后来的解释，他的设计理念既非风帆，也不是贝壳，而是切开的橙子。

1957年1月29日，悉尼N·S·W艺术馆大厅里，记者云集，评委会庄严宣布：约恩·乌松的方案击败所有231个竞争对手，获得第一名。设计方案一经公布，人们都为其独具匠心的构思和超俗脱群的设计而折服了。但是，谁又曾知道，约恩·乌松的方案最初很早就遭到了淘汰，被大多数评委枪毙而出局。后来评选团专家之一，芬兰籍美国建筑师埃洛·沙里宁来悉尼后，提出要看所有的方案，它才被从废纸堆中重新翻出。埃洛·沙里宁看到这个方案后，立刻欣喜若狂，并力排众议，在评委间进行了积极有效的游说工作，最终确立了其优胜地位。

时代背景

第三次工业革命——20世纪中期

从二十世纪四五十年代开始的新科学技术革命，以原子能技术、航天技术、电子计算机技术的应用为代表，被称为"第三次科技革命"。这是第二次世界大战后，各国经济复苏对高科技迫切需要的结果。这一时期资本主义国家普遍加强国家对科学领域研究的支持，大大加强了对科学技术的扶持和资金投入，教育的战略地位日益受到各国的重视。随着科技的不断进步，人类的衣、食、住、行、用等日常生活的各个方面也在发生了重大的变革，同时也加剧了世界各国发展的不平衡，世界范围的贫富差距随之扩大。

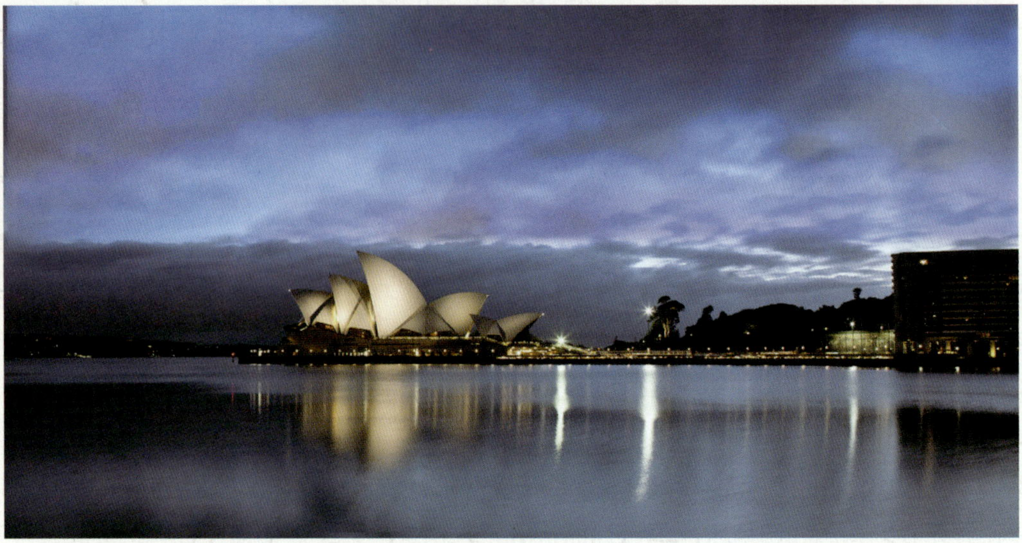

【图19　澳大利亚　悉尼歌剧院】

　　悉尼歌剧院，位于澳大利亚悉尼市区北部，是悉尼市地标建筑物，独特的外形设计使它成为20世纪最具特色的建筑之一。悉尼歌剧院坐落在悉尼杰克逊海港，三面临水，环境开阔，它的外形由三组巨大的壳片组成，四片一组依次排列，外型犹如白色的贝壳翘首于海边，又像是乘风出海的白色风帆，与周围景色相映成趣。高低不一的尖顶壳，外表用白格子釉瓷铺盖，在阳光照映下，远远望去，好像两艘巨型白色帆船，飘扬在蔚蓝色的海面上，故有"船帆屋顶剧院"之称。

欣赏要点

1. 屋顶的独特造型

　　悉尼歌剧院的外观为三组巨大的壳片，高低不一的尖顶壳，外表用白格子釉磁铺盖，在阳光照映下，远远望去，既像竖立着的贝壳，又像两艘巨型白色帆船，飘扬在蔚蓝色的海面上。

2. 与环境相映成辉

　　悉尼歌剧院坐落在悉尼港湾，三面临水，环境开阔，正是在如此环境的映衬下，人们才会将贝壳状的外形联想为正要起航的帆船，才呈现出歌剧院主体和海面交相辉映的视觉美感。

约恩·乌松（1918 — 2008 年），出生于丹麦哥本哈根，丹麦建筑设计师

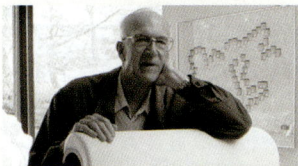

【图20　约恩·乌松】

1942年毕业于丹麦皇家建筑艺术学院，2003年获普利兹克建筑大奖。这项建筑界的"诺贝尔奖"之所以授予乌松，是为了表彰他创造了一座20世纪最伟大的歌剧院建筑——悉尼歌剧院，以及他对人类建筑事业所倾注的一丝不苟的态度。

体验与创造

任务说明 尝试用自然中的某种物体为元素设计一座建筑物的外形，用图文结合的方式将设计构思记录下来。

跟着名作去旅行

南半球的纽约——悉尼

悉尼，位于澳大利亚的东南沿岸，是澳大利亚新南威尔士州的首府，也是澳大利亚面积最大、人口最多的城市。200多年前，这里是一片荒原，经过两个世纪的艰辛开拓与经营，它已成为澳大利亚最繁华的现代化、国际化城市，有"南半球纽约"之称。空间、阳光、自由是悉尼给人最深刻的印象，这里有绝佳的海景可供欣赏，中央海岸距离悉尼市区约1.5小时车程，这里环境幽雅，空气清新，有柔软的沙海湾。

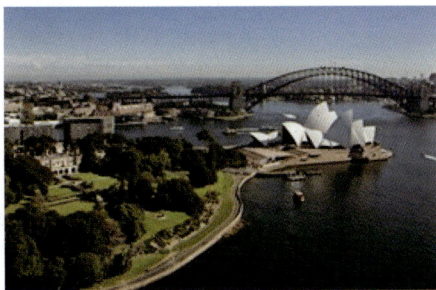

【图21　澳大利亚　悉尼港湾】

当然最著名的莫过于坐落在杰克逊海港蔚蓝悉尼歌剧院了，它于1973年正式落成，2007年6月28日被联合国教科文组织评为世界文化遗产，其特有的帆造型和一侧的悉尼港湾大桥相映成趣。

分析与归纳

📊 完成五座建筑作品对比分析图表

赏析维度	《北京故宫》	《拙政园》	备选项
创作动机			A. 为迁都做准备 B. 纪念雅典战胜波斯 C. 享受闲居之乐 D. 巩固圣地的地位 E. 建造固定的歌剧院
思想感情			A. 承载着对音乐的梦想 B. 天人合一的思想 C. 体现皇权的威严 D. 歌颂雅典军队的胜利 E. 体现浓厚的宗教氛围
形式及技法特色			A. 高耸的塔顶 B. 借景、隔景 C. 柱状结构 D. 对称布局 E. 混凝土预制屋顶 F. 飞扶壁

知识要点

1.**建筑艺术**　指建筑物的形式美。包括建筑物的体量造型，空间组合、立面形式、色彩、质感以及建筑的装饰、绘画、雕刻、花纹、庭园、家具陈设等多方面内容。

2.**建筑艺术的语言要素**　面、体、空间、群体、环境。

3.**西方建筑艺术发展的主要阶段**　古埃及建筑、古希腊建筑、古罗马建筑、中世纪建筑、文艺复兴建筑、17至18世纪建筑、现代建筑。

4.**中国传统建筑的主要特色**　①以木构架为主的结构方式，②中轴对称、方正严整的组合与布局，③变化多样的屋顶形制，④写意的山水园景。

拓展欣赏

1.《皖南民居》，是风格较为鲜明的地方传统民居建筑，位于安徽省长江以南山区地域，以西递和宏村为代表的古村落最为典型。

【图22　安徽　皖南宏村】

皖南民居与其他村落形态最大的不同之处是在相当程度上脱离了对农业的依赖，追求与文人、官宦阶层相一致的生活情趣。

粉墙黛瓦是徽派建筑的突出特点，错落有致的马头墙不仅有造型之美，更重要的是它有防火墙的功能，能阻断火灾蔓延。高墙深院，唯以狭长的天井采光、通风与外界沟通。雨天落下的雨水从四面屋顶流入天井，俗称"四水归堂"。此外，皖南民居在基本定式的基础上，还采用不同的装饰手法，开凿水池、安置漏窗、巧设盆景、砖雕木刻、题名匾额、创造优雅的生活环境，均体现了当地居民极高的文化素质和艺术修养。

2.《大雁塔》，位于陕西省西安市，系公元652年为玄奘法师保存由天竺经丝绸之路带回长安的经卷佛像而修建的。

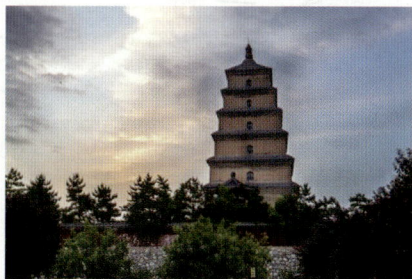

【图23　西安　大雁塔】

是现存最早、规模最大的唐代四方楼阁式砖塔。通高64.5米，塔身7层，塔身呈方形锥体，由仿木结构形成开间，由下而上按比例递减。每层的四面各有一个拱券门洞，可凭栏远眺。整个建筑气魄宏大，造型简洁稳重，比例协调适度，格调庄严古朴，是佛塔这种古印度佛寺的建筑形式随佛教传入中原地区，并融入华夏文化的典型物证。

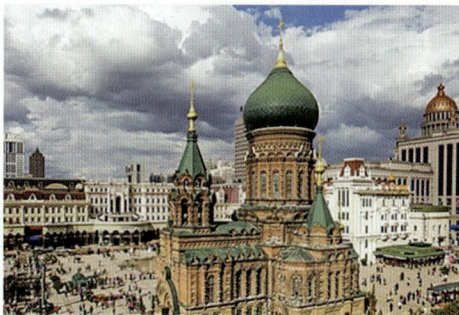

【图24　土耳其　圣索菲亚大教堂】

3.《圣索菲亚大教堂》，位于现今土耳其伊斯坦布尔是拜占庭式建筑的代表作。

圣索非亚大教堂的特别之处在于平面采用了希腊式十字架的造型，创造了以帆拱上的穹顶为中心的复杂拱券结构平衡体系，教堂主体为长形，内壁全用彩色大理石砖和五彩斑斓的马赛克镶嵌画装点铺砌。它是世界上唯一由神庙改建为教堂、并由教堂改为清真寺的圣索菲大清真寺。圣索菲亚大教堂是330年时由君士坦丁大帝修建的，6世纪时查士丁尼大帝把教堂改建成现在的模样。奥斯曼帝国时期，圣索菲亚教堂改建为清真寺，周围矗起四座高塔。

4. 《花之圣母大教堂》，是世界第四大教堂，又称圣母百花大教堂、佛罗伦萨大教。

这座使用白、红、绿三色花岗岩贴面的美丽教堂将文艺复兴时代所推崇的古典、优雅、自由诠释得淋漓尽致，整个建筑显得十分精美和妩媚。直径45米的巨大穹顶在仿佛是光线的尽头荡漾着起伏的音符，每一个起承转合，都有变奏的美感。圆顶内还陈列了米开朗杰罗创作的圣彼德像和约200平方米的巨幅壁画《最后的审判》，从这里还能眺望佛罗伦萨的街景。

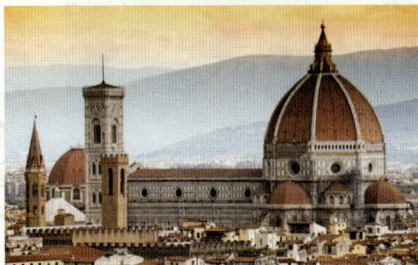

【图25　意大利　花之圣母大教堂】

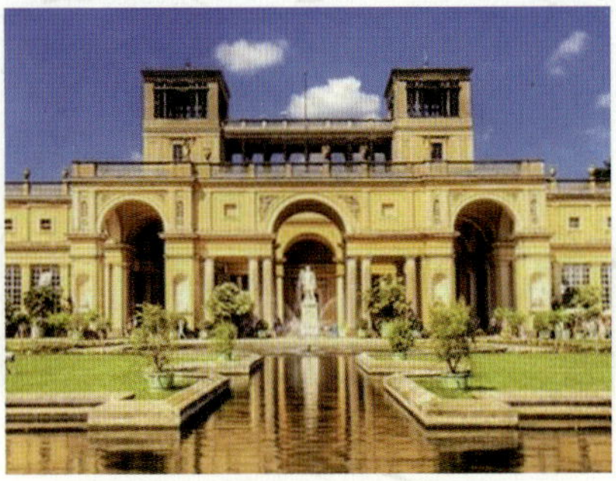

【图26　巴黎　凡尔赛宫】

5. 《凡尔赛宫》，坐落在巴黎西南18千米的凡尔赛镇，凡尔赛宫建于路易十四时代，具有鲜明的洛可可风格。

1661年动土，1689年竣工。占地111万平方米，其中建筑面积为11万平方米，园林面积100万平方米。这座宫殿建筑气势磅礴，布局严密、协调，呈对称的几何图案，加上法兰西式大花园显得宏伟、壮观。它的内部陈设和装潢富于艺术魅力。五百多间大殿小厅处处金碧辉煌，豪华非凡。

6. 《流水别墅》，是世界著名的建筑之一，它位于美国匹兹堡市郊区的熊溪河畔，由弗兰克·L·赖特设计。

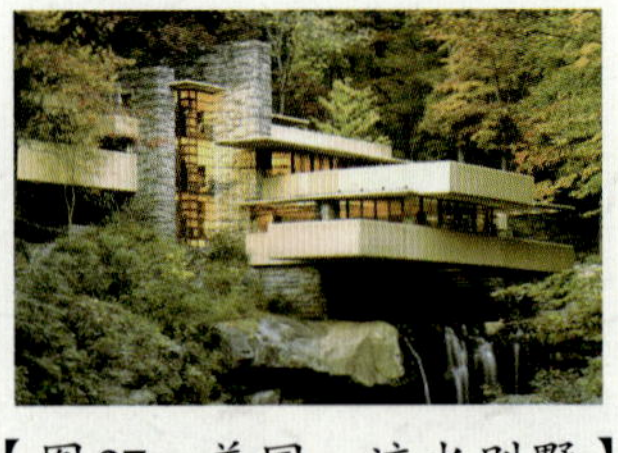

【图27　美国　流水别墅】

别墅共三层，面积约380平方米，以二层的起居室为中心，其余房间向左右铺展开来，别墅外形强调块体组合，使建筑带有明显的雕塑感。两层巨大的平台高低错落，一层平台向左右延伸，二层平台向前方挑出，几片高耸的片石墙交错着插在平台之间，很有力度。溪水由平台下怡然流出，建筑与溪水、山石、树木自然地结合在一起，像是由地下生长出来似的。

学习检测

单选题

1.古希腊的《帕特农神庙》柱式的风格属于下列哪一种？（　　）

A.柯林斯式　　　B.爱奥尼亚式　　　C.多立克式　　　D.女神柱式

2.克隆大教堂的高度位于世界第几？（　　）

A.第一　　　B.第二　　　C.第三　　　D.第四

3.悉尼歌剧院的设计灵感来自下列哪种物品？（　　）

A.贝壳　　　B.帆船　　　C.香蕉　　　D.橙子

4.故宫太和殿的屋顶采用什么形式？（　　）

A.重檐庑殿顶　　　B.重檐歇山顶　　　C.单檐庑殿顶　　　D.单檐歇山顶

多选题

1.下列哪些特征属于哥特式建筑？（　　）

A.高耸的尖塔　　　B.彩绘玻璃窗　　　C.十字平面　　　D.飞扶壁

2.悉尼歌剧院与西方传统的建筑相比在风格上有哪些艺术特色？（　　）

A.具有象征性　　　B.简洁大方　　　C.清新活泼　　　D.和环境融为一个整体

3.苏州园林的造园布局的手法主要有哪些？（　　）

A.借景　　　B.对景　　　C.隔景　　　D.分景　　　E.衬托

模块八 | 中外雕塑艺术

学习目标

通过对中国的《秦陵兵马俑》和《龙门石窟》和西方雕塑作品《拉奥孔和他的儿子们》《哀悼基督》《思想者》等作品的对比欣赏和分析，探究归纳出中西方雕塑的艺术特色，学会如何欣赏一件雕塑作品。

学习准备

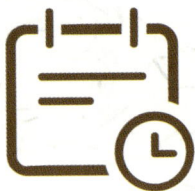

现在的素描教学都会让学生画石膏像，你知道的石膏像有哪些？你又知道这些石膏像的原型来自哪里吗？从中选出几个，查阅相关资料，整理制作一份课件，介绍这些石膏像有关的知识。

作品赏析

▶《秦始皇陵兵马俑》

故事导入

1974年，当喧闹的春天又一次来到骊山脚下的时候，西杨村一年一度的打井工程开始了。这天，生产队长杨培彦和副队长杨文学，来到村子西南边柿园一角的西崖畔上。他们环顾周围的地形，用镢头在一块长地上画了一个大圆圈，这是为了队上打井所确定的井口位置。第二天，以杨全义为组长的6个青壮年劳力，就在画圆圈的地点开挖了。当挖到约3米左右的时

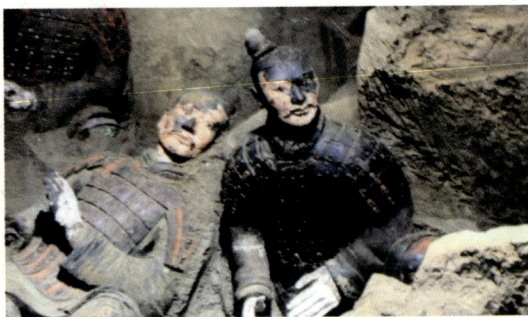

【图1　秦陵兵马俑】

候，又出现了一层厚厚的红土，这简直不可思议。第5天，更奇异的景象出现了。正在

抡着镢头的杨志发忽然在靠井筒西壁的脚下，发现了一个圆口形的陶器，"啊，一个瓦罐！"他惊叫了一声。最后挖出来的根本不是一个瓦罐，而是一个"瓦盆爷"。用普通话说，就是挖出了一个陶制的神像。"西杨村挖出了神像"的消息，在方圆村子不胫而走，人们纷纷前来围观。这时，公社一个叫房树民的水保员前来检查打井，觉得这和秦始皇陵有关，于是打电话给县文化馆，文化馆的3位同志飞车赶往现场，负责文物工作的赵康民经过仔细查看，判读这些武士陶俑碎片很可能是国宝，并对3个陶俑进行了初步的修复。后经记者的报道和中央的批示，开始了震惊世界的秦陵兵马俑考古挖掘工作。

🗓 时代背景

天下一统——秦朝

　　秦朝是中国历史上第一个大一统的中央集权王朝。公元前221年，秦王嬴政先后灭韩、赵、魏、楚、燕、齐，完成统一大业，建立秦朝，史称"秦始皇"。秦朝在中央设三公九卿，管理国家大事；地方上实行郡县制；书同文、车同轨、统一度量衡。筑长城以拒外敌，凿灵渠以通水系。中央集权制度的建立，奠定中国2000余年封建社会政治制度的基本格局。公元前210年，秦始皇病死于巡游途中。其子胡亥即位，为秦二世。公元前209年，陈胜、吴广斩木为兵，揭竿而起，天下响应，刘邦、项羽起兵江淮共抗秦。公元前207年，秦朝灭亡。

🔍 作品导读

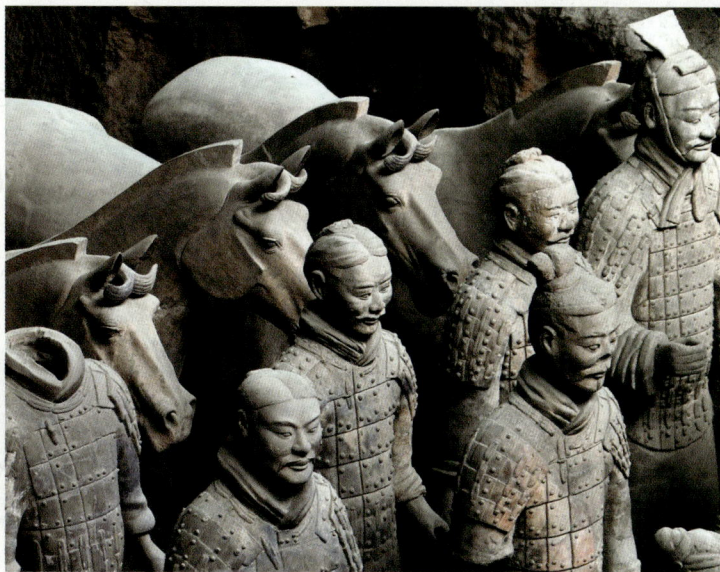

【图2　秦陵兵马俑】

秦始皇陵兵马俑，简称秦兵马俑或秦俑，是秦始皇陵的陪葬品。第一批中国世界遗产，位于陕西省临潼秦始皇陵以东1.5公里处的兵马俑坑内。兵马俑作为人物陶塑在手法上写实而传神，既有真实性也富装饰性。从已整理出土的数千个陶俑、陶马来看，几乎无一雷同。每个陶俑的装束、神态都不一样，手势也各不相同。从他们的装束、神情和手势就可以判断出是官还是兵，是步兵还是骑兵。总体而言，所有的秦俑面容中都流露出秦人独有的威严与从容，具有鲜明的个性和强烈的时代特征，是中国雕塑艺术的宝库。

👍 欣赏要点

1. 写实的艺术手法

秦兵马俑的尺寸与真人真马相等，形貌服饰皆严格地模拟现实。花样繁多的发髻、连缀甲片的皮筋、扣接革带的带钩、绑扎腿部的裹腿、系在脚背的靴带、穿纳鞋底的针脚、马身披挂的鞍鞯等，无不一丝不苟地刻划，处处体现着陶塑匠师们创作态度的严谨、观察生活的深邃和表现技巧的卓越。

【图3 秦陵兵马俑】

2. 个性鲜明的艺术形象

秦兵马俑采用模制和手塑相结合的方法，既便于大批制作，又能避免多人一面之弊。作者通过对人物的姿态、衣冠、发式、眉眼、鼻翼、胡须等细部形象的刻划，表现出不同的级别身份和人物个性。

🌴 跟着名作去旅行

京畿之地——临潼

临潼区，隶属于陕西省西安市，位于关中平原之东，是中国科学院国家授时中心，也就是"北京时间"的来源地。自周秦到汉唐，临潼一直处于中国政治、经济、文化活动的中心地带。境内历史遗产众多，有仰韶文化时期的姜寨遗址，周幽王烽火戏诸侯发生地骊山，鸿门宴发生地新丰镇鸿门堡，中国第一位皇帝的陵寝秦始皇陵，唐玄宗和杨贵妃休憩之地华清池，西安事变发生地——兵谏亭。

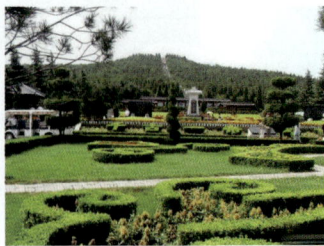

【图4 西安临潼秦始皇陵】

▶《龙门石窟造像》 ⓔ 微课1

📅 时代背景

大分裂与大融合——南北朝

　　南北朝时期(公元420—589年)是中国历史上的一段大分裂时期，也是中国历史上的一段民族大融合时期，上承东晋十六国下接隋朝，由公元420年刘裕建立刘宋开始，至公元589年隋灭陈而终。南朝包含宋、齐、梁、陈四朝，作为汉族政权和东晋的延续，其各朝皇族主要是士族或次级士族；北朝则包含北魏、东魏、西魏、北齐和北周五朝，承继五朝十六国，为胡汉融合的朝代。北魏皇室多为鲜卑族，而鲜卑皇室也逐渐受到汉文化的熏陶，其中以北魏孝文帝的汉化运动最盛。南北两方虽各有朝代更迭，但长期维持对峙形势，故称为南北朝。

🔍 作品导读

　　龙门石窟始开凿于北魏孝文帝迁都洛阳前后，后来，历经东西魏、北齐、北周，到隋唐至宋等朝代又连续大规模营造达400余年之久。位于河南洛阳市南郊12.5公里处，龙门峡谷东西两崖的峭壁间，今存有窟龛2345个，造像10万余尊。奉先寺是龙门石窟规模最大、艺术最为精湛的一组摩崖型群雕，开凿于唐高宗初，咸亨三年，是唐代石雕佛像中的巅峰之作，汉化特征更加明显。这里共有九躯大像，中间主佛为卢舍那大佛，为释迦牟尼的报身佛。这座佛像通高17.14米，佛像面部丰满圆润，头顶为波状形的发纹，双眉弯如新月，附着一双秀目，微微凝视着下方。高直的鼻梁，嘴角露出祥和的笑意。双耳长且略向下垂，下颏圆而略向前突。圆融和谐，安详自在，令人敬而不惧。

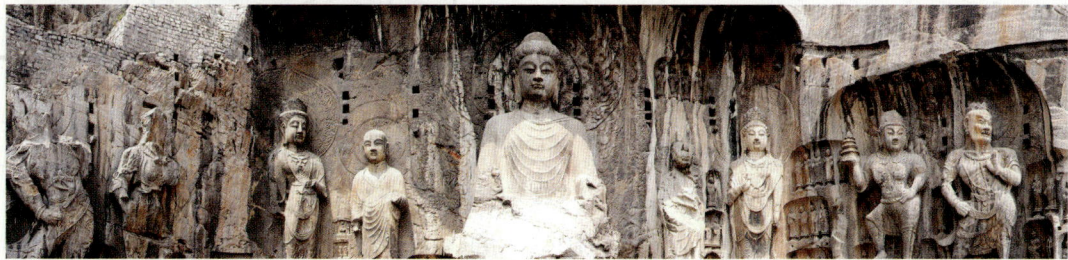

【图5　洛阳　龙门石窟】

👍 欣赏要点

1. 雕像的庄严气度

这座依据《华严经》雕凿的摩崖式佛龛，以雍容大度、气宇非凡的卢舍那佛为中心，用一组极富情态质感的美术群体形象，将人们向往那种充满了祥和色彩的理想意境表达得淋漓尽致。这组雕像体现了大唐帝国强大的物质力量和精神力量。

2. 汉化倾向和生活气息

龙门石窟造像已经失去了云冈石窟造像粗犷、威严、雄健的特征，而生活气息逐渐变浓，形象和服饰更接近中原汉人的特征，面容清秀、温和，神情活泼生动。

体验与创造

任务说明 龙门石窟的造像大则数丈，小不盈寸，或细致入微，或写意概括，均能体现人像的神态。请尝试用橡皮泥或软陶塑造一个人物形象。

🌴 跟着名作去旅行

千年帝都——洛阳

洛阳位于河南西部、黄河中游，因地处洛河之阳而得名。洛阳横跨黄河中游南北两岸，是东汉时期丝绸之路的起点，隋唐大运河的重要枢纽，是华夏文明的发源地之一。洛阳有着5000多年文明史、4000年的建城史和1500多年的建都史，先后有105位帝王在此定鼎九州。著名旅游资源有黛眉山世界地质公园、伏牛山世界地质公园、龙门石窟、白云山、白居易故居、白马寺、杜甫墓、范仲淹墓、香山寺、周王城天子驾六博物馆、玄奘故里等。

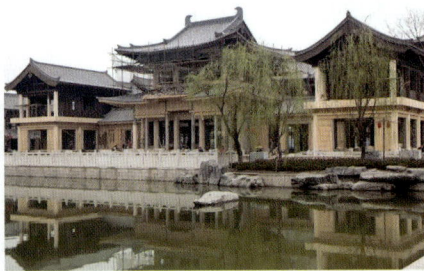

【图6　洛阳　隋唐古城】

▶《拉奥孔和他的儿子们》

👆 故事导入

都是木马惹的祸

希腊神话中特洛伊战争的故事讲到，希腊人攻打特洛伊城十年之久，始终未获成功，后来建造了一个大木马，并假装撤退，希腊将士暗藏于马腹中。特洛伊人以为希腊人已走，就把木马当作是献给雅典娜的礼物搬入城中。晚上，希腊将士冲出木马，毁灭了特洛伊城，这就是著名的木马计。拉奥孔是当时

【图7　特洛伊木马】

特洛伊城的一个祭司，他曾警告特洛伊人不要将木马引入城中。这触怒了希腊的保护神雅典娜想要毁灭特洛伊城的意志，于是雅典娜派出了两条巨蛇，先将正在祭坛祭祀的拉奥孔的两个儿子缠住，拉奥孔为救儿子也被雅典娜派的蛇所咬死，特洛伊人见拉奥孔死了，以为是拉奥孔当初的警告触怒了神灵，于是特洛伊人更加深信不疑地将木马运进城里，在进城之后特洛伊人还遭到了特洛伊预言家卡珊德拉的警告，但一切都被由希腊人奥德修斯所派去的间谍西农所编造的天衣无缝的谎言所蒙骗，连当时特洛伊国王普利阿莫斯也深信不疑，接着就是士兵的庆祝，喝的迷醉，完全破除了戒备。藏在木马中的全副武装的希腊战士一个又一个地跳了出来，他们悄悄地摸向城门，杀死了睡梦中的守军，迅速打开了城门，并在城里到处点火。隐蔽在附近的大批希腊军队如潮水般涌入特洛伊城，就这样，在冲天的火光里古老的特洛伊帝国走向了毁灭。

📅 时代背景

马其顿王国的文化扩张——希腊化时期

马其顿国王亚历山大率军征服了希腊各城邦，建立了亚历山大帝国。随着帝国的不断扩展，产生了希腊文化向东方的传播以及与东方文化的交流，这一时期即所谓的"希腊化时期"。这一时期的地中海东部地区原有文明区域的语言、文字、风俗、政治制度等逐渐受希腊文明的影响而形成新的文明特点的时期。由于不同文化的相互交流和

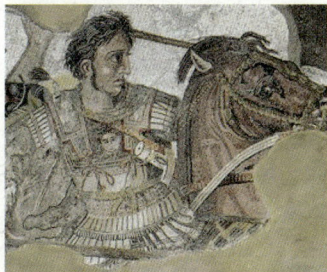

【图8　亚历山大大帝】

影响，生产和战争的需要，各族人民交往的增加，以及各国国王采取的一些有利于文化发展的措施，数学、物理学、天文学等都有很大发展，欧几里得、阿基米德、阿里斯塔克等科学家为其代表。

Q 作品导读

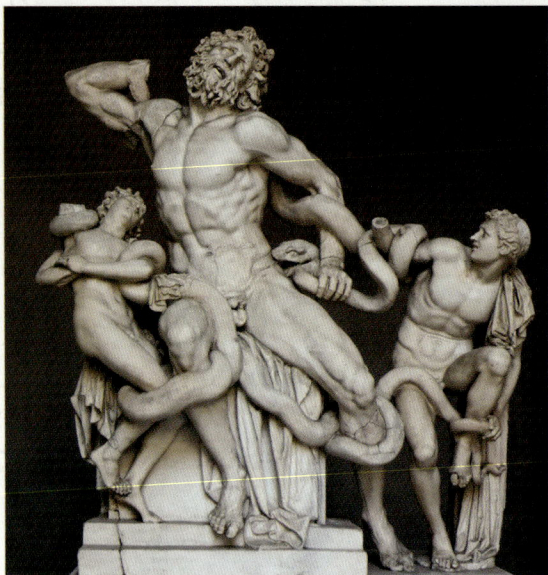

【图9　古希腊《拉奥孔群像雕塑》】

《拉奥孔和他的儿子们》也称《拉奥孔群像雕塑》，在罗德岛被发现，在公元1506年的时候才正式出土，出土后名震四方，被称为是世界上最完美的作品，现藏罗马梵蒂冈美术馆。约公元前1世纪中叶的作品，也就是希腊化时期的后期。

这件大理石群像高184厘米，取材自特洛伊战争，雕像表现的正是拉奥孔和他的两个儿子被雅典娜派的毒蛇缠绕挣扎的场景。那是三个由于苦痛而扭曲的身体，所有的肌肉运动都已达到了极限，甚至到了痉挛的地步，表达出在痛苦和反抗状态下的力量和极度的紧张，让人感觉到似乎痛苦流经了所有的肌肉、神经和血管，紧张而惨烈的气氛弥漫着整个作品。

👍 欣赏要点

1.戏剧化情节

拉奥孔的故事曾是索福克勒斯的一部已失传的戏剧的主题，作品选取了拉奥孔悲剧故事的最高潮部分，两条毒蛇缠绕着父亲和儿子的身体，一条毒蛇的头位于大理石雕塑的正中，无情而直接地传达出这一悲剧的恐怖。

2.复杂的动作设计

拉奥孔正在极力想使自己和他的孩子从两条蛇的缠绕中挣脱出来，他抓住了一条蛇，但同时臀部被咬住了；左侧的长子正在奋力想把腿从蛇的缠绕中挣脱出来；右侧的次子已被蛇紧紧缠住，绝望地高高举起他的右臂。如此紧张的搏斗情节被定格在一个静态的形象里。

任务说明 《拉奥孔和他的儿子们》是一个结构非常复杂的群雕，尝试通过完成这件雕塑作品的拼图游戏来了解其人物姿态的安排和整件作品的组合结构。

认识艺术家

深深影响米开朗基罗的人——阿格桑德罗斯

阿格桑德罗斯，古希腊雕塑家。从罗得岛发现的林多斯雕像上的铭文表明阿格德罗斯生活的年代为公元前42年之后。其雕塑风格处于希腊化时期的后期。关于这位雕塑家的信息历史上记录得不多，不过据古罗马作家老普林尼所称他和他的儿子共同完成的群雕《拉奥孔和他的儿子们》，这足以显现这位雕塑家的天赋和才能。文艺复兴的雕塑家米开朗基罗曾被这尊雕像的庞大规模以及其所表现出来的古希腊美学，尤其是其对于男性体格的表现所深深吸引，并影响着这位杰出天才的艺术风格。

跟着名作去旅行

爱琴海上的明珠——罗德岛

罗德岛是希腊第四大岛，却是希腊最大的旅游中心，也是爱琴地区文明的起源地之一，更是欧洲日照资源最丰富的地区。罗德岛地处爱琴海和地中海的交界处，古城有十二个城门，是进出古城必经之处。每个城门上都有盾徽，让人处处感觉到十字军骑士留下的标记。骑士大道是古城中有名的街道，它的两端分别是岛上最著名的两大景点：骑士宫殿和罗德岛考古学博物馆。走在骑士大道，让人感觉随时能遇见佩剑戴盔的骑士。闭上眼睛用心聆听，或许你就能听到英勇的骑士们呼啸而过的声音。

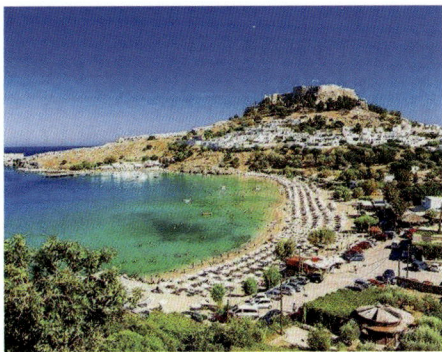

【图10　希腊　罗德岛】

希腊化时期的第三个美术中心是在罗得岛上。公元前3世纪初，它已成为一个重要港口与运输要地，艺术的繁荣自不言而喻了。富有的雇主常常招聘许多雕刻家来为他们的豪华建筑制作雕像。据记述，该岛在文艺繁荣时期曾拥有一百多个巨大的雕像，可惜这些巨型雕像都被毁于公元前227年的一次大地震中了。

▶《大卫》

懂解剖学的雕塑家

【图11、图12 米开朗基罗《大卫》】

美国大学教授丹尼尔·盖夫曼发现米开朗基罗的代表作——大卫脖子上有突出的静脉，这意味着米开朗基罗知道人体循环系统细节，这比医学家早了百年。不论是在大多数雕塑还是活生生的人身上，静脉通常不可见。静脉突出通常是某种疾病的征兆，比如心力衰竭或心内压升高。但考虑到大卫刻画的原型人物正值盛年，他的静脉突出最有可能是因为情绪激动导致的。

《大卫》是在1504年完成的，但直到1628年，生理学家威廉·哈维才建立血液循环学说，这标志着生命科学的开始。也就是说在米开朗基罗完成《大卫》雕刻的124年之后，医学界才将激动和突出的静脉联系起来，并记入档案。

时代背景

资本主义孕育而生——14至17世纪

14到17世纪是欧洲社会冲破封建宗教束缚，建立以新兴资产阶级为核心的社会新秩序的时代，发生了被后人称为"发现了人"和"发现了世界"的两个重大的历史事件。"发现了人"指的是"文艺复兴"要求以人为中心，而不是以神为中心，提倡发扬人的个性，追求人在现实生活中的幸福。这是一次通过弘扬古代希腊、罗马文化的方式，反对教会宣扬的陈腐说教的一场思想解放的文化运动，主要体现在科学和艺术方面的成就；"发现了世界"指的是新的航海路线的开辟，哥伦布的航海率先证实了地球是球形的。从此，使欧洲到亚洲、美洲和非洲的交通往来日益密切，世界开始连成一个整体，欧洲的商业重心开始从地中海区域转移到大西洋沿岸，促进了资本主义的产生和发展。

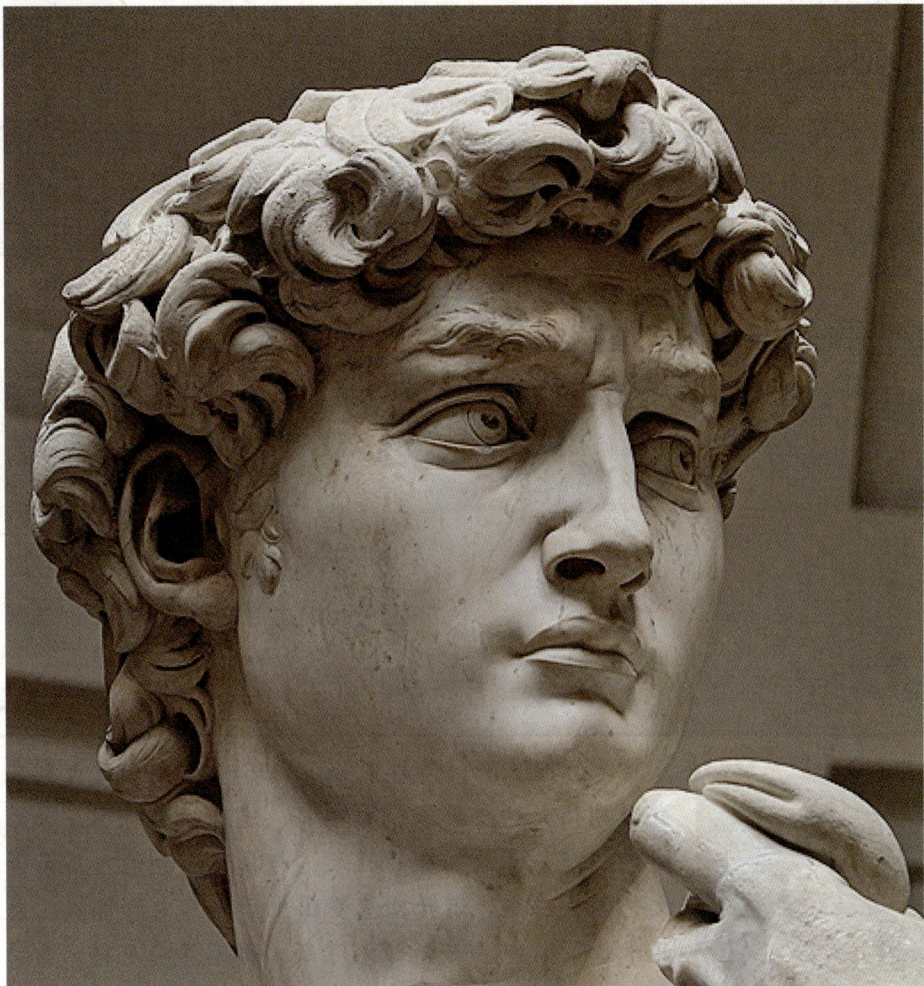

【图13 米开朗基罗 《大卫》】

　　《大卫》雕像高2.5米，用整块大理石雕刻而成，重量高达5.5吨，是米开朗基罗27岁的成名之作。雕像以完美的裸体表现传说中犹太少年英雄大卫战胜敌人哥利亚的故事。大卫体态壮伟，有坚如钢铁之意，寓意力抗强权、捍卫祖国的佛罗伦萨人民，具有显明的政治意义。

　　此作在1504年完成，原计划置于大教堂作为装饰雕塑，但因塑造极为成功，政府决定将其安放在市政厅大门前，作为城市的象征；后为保护原作，将雕像移至佛罗伦萨美术博物馆。

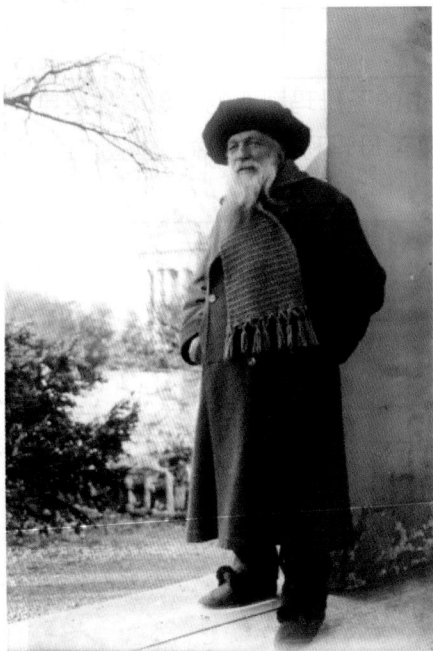

【图16　奥古斯特·罗丹】

"这是我的近作。"他说着便把湿布揭开，现出一座女正身塑像。"这已完工了吧？"茨威格退到罗丹身后，看着他魁梧的背影说。罗丹没有回答，自己端详了一阵，忽然皱着眉头说："啊，不！还有毛病……左肩偏斜了一点，脸上……对不起，你等我一会儿……"于是他便拿起刮刀、木刀片轻轻划过软软的黏土，给肌肉一种更柔美的光泽。他健壮的手动起来了；他的眼睛闪耀着智慧的光芒。随着一块块黏土的掉落，雕塑变得越来越生动。茨威格站在后面，微笑着看这个对工作过于执著的艺术家。"还有那里……还有那里……"他走回去，把台架转过来，又修改了一下。时而，他的双眉苦恼的紧蹙着，他完全陷入了创作之中。

这样过了半点钟，一点钟……罗丹的动作越来越有力，情绪更为激动，如醉如痴，他没有再向茨威格说过一句话。除了他要创造更崇高的形体的意念，整个世界对他来说好像已经消失了。最后，工作完毕，他才舒坦地扔下刮刀，像一个多情的男子把披肩披到他情人肩上那样，温存地把湿布蒙上女正身塑像，然后径自走向门外。

快走到门口的时候，他突然看见了茨威格。就在那时，他才记起他还有个朋友在旁边，他意识到了自己的失礼，赶紧惊慌地说："对不起，茨威格，我完全把你忘记了，可是你知道……"茨威格被罗丹的工作热忱深深地打动了，握着他的手，紧紧地握着，什么话也说不出来了。

📅 时代背景

资本主义的殖民扩张—— 19 至 20 世纪初

第二次工业革命促进了通讯和交通运输业的发展，为世界市场的形成提供了前提条件。同时，第二次工业革命促进了资本主义经济的迅速发展，巩固和扩大了机器大工业，提高了生产效率，推进了帝国主义国家的殖民扩张，主要资本主义国家纷纷向垄断资本主义阶段过渡，列强加紧争夺原料产地、商品市场和投资场所，掀起一股瓜分世界的狂潮，对亚洲、非洲、美洲进行了野蛮的殖民掠夺，给这些地区的人们带来了深重的灾难，在完成资本主义原始积累的同时也加剧了这些资本主义国家争夺霸权的斗争。

　　《思想者》是罗丹最为人们熟知的雕塑，是罗丹群雕作品《地狱之门》中的一个局部雕像，就代表但丁本人。这件作品将深刻的精神内涵与完整的人物塑造融于一体，体现了罗丹雕塑艺术的基本特征。罗丹的人体雕塑不仅展示人体的刚健之美，而且蕴藏着深刻与永恒的精神。那生命感强烈的躯体，在一种极为痛苦状的思考中剧烈地收缩着，紧皱的眉头，托腮的手臂，低俯的躯干，弯曲的下肢，似乎人体的一切细节都被一种无形的压力所驱动，紧紧地向内聚拢和团缩，仿佛他凝重而深刻的思考是整个身体的力量使然。罗丹认为深刻的思想是靠富有生命活力的人体来表现的，所以，他的人体雕塑不仅展示人体的刚健之美，而且蕴籍着深刻与永恒的精神。《思想者》是罗丹晚年最伟大的杰作，在以后的社会进程中一直发生着强大的作用。尤其在20世纪初，它被视为改造世界力量的象征。

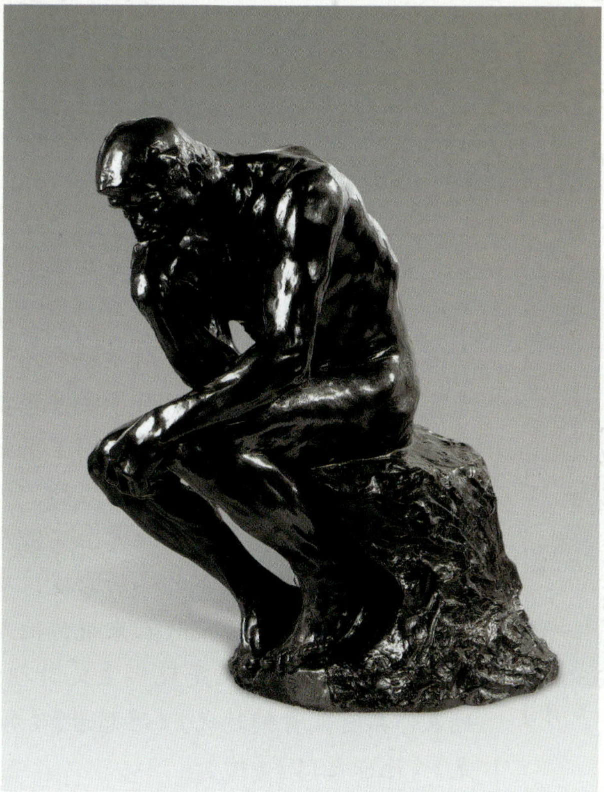

【图17　罗丹《思想者》】

👍 欣赏要点

1.沉静而隐藏于内的力量

雕像那深沉的目光以及有力的拳头触及厚厚的、干裂的嘴唇的姿态，小腿肌腱的伸张与收缩，极力弯曲紧扣地面而保持稳定的脚趾，都表现出一种极度痛苦的心情，表现出极度的同情和爱惜。

2.充满紧张变化的姿态

人物右肘支左膝使得这个支膝的动作向左下斜出，构成一条斜线，同时其运动的距离也变长，这样便牵拉右肩下沉，使得右前臂从肘部向左外倒，又形成一条斜线。罗丹正是要用这种不寻常的充满紧张变化、冲突的肢体和肌体造就的雕塑语言来体现人类面对苦难、死亡时内心沉重痛苦的思索。

👤 认识艺术家

新雕塑艺术的创造者——罗丹

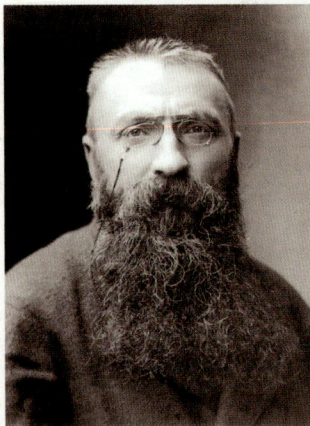

【图18　奥古斯特·罗丹】

奥古斯特·罗丹，法国著名雕塑艺术家。1840年生于一个贫穷的基督教家庭。早年学习装帧艺术和绘画，令他敬仰的启蒙老师荷拉斯·勒考克一开始就鼓励罗丹忠实于真正的艺术感觉，而不要按照学院派的教条去循规蹈矩，也许正是这种教导影响了罗丹的一生。在此期间，他常去卢浮宫临摹大师的名画。由于买不起油画颜料，罗丹转学雕塑，并从此爱上了雕塑。1875年游学意大利，深受米开朗基罗作品的启发，从而确立了现实主义的创作手法，对于现代人来说，他是古典主义时期的最后一位雕刻家，又是现代主义时期最初一位雕刻家。代表作品有《青铜时代》《思想者》《加莱义民》《巴尔扎克》《地狱之门》《吻》。

体验与创造

任务说明　以雕塑《思想者》的形象为启发，摆出2~3种苦心思考的造型，并请同学帮你拍下来，观察和体验自己沉浸在思考中的神情变化。

跟着名作去旅行

高炉雄鸡——法国

　　法兰西共和国简称法国，从中世纪末期开始成为欧洲大国之一。法国为欧洲国土面积第三大、西欧面积最大的国家，三面临水，南临地中海，西濒大西洋，西北隔英吉利海峡与英国相望，科西嘉岛是法国最大岛屿。1789年开始的法国大革命是法国历史上重要的分水岭，它结束了1000多年的封建统治，共和制度深入民心，走上了资本主义的发展时期。国力于19-20世纪时达到巅峰，建立了当时世界第二大殖民帝国，亦为20世纪人口最稠密的国家。在漫长的历史中，该国培养了不少对人类发展影响深远的著名文学家和思想家。

　　17世纪开始，法国的古典文学迎来了自己的辉煌时期，相继出现了莫里哀、司汤达、巴尔扎克、大仲马、雨果、福楼拜、小仲马、莫泊桑、罗曼·罗兰等文学巨匠。自19世纪法国逐渐成为世界艺术中心，在绘画方面先后出现了新古典主义、浪漫主义、现实主义和印象主义、后印象主义，发生在20世纪初的现代主义美术运动也集中于法国。不但出现了安格尔、罗丹、莫奈、塞尚、马蒂斯等本土的艺术大师，还有来自欧洲其它国家的画家如梵高、毕加索等，他们的艺术活动也主要在法国。

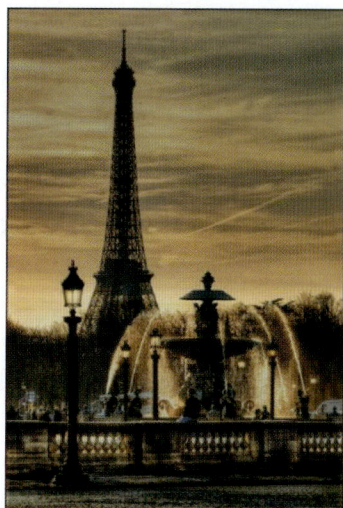

【图19　法国　巴黎】

分析与归纳

分析归纳完成下列三件作品对比分析图表

赏析维度	《拉奥孔和他的儿子们》	《哀悼基督》	龙门石窟《卢舍那大佛》	备选项
创作动机				A. 为建筑做装饰 B. 宣扬宗教 C. 对主教的悼念
题材内容				A.《圣经》故事 B. 市释迦牟尼的报身佛 C. 古希腊的传说
思想感情				A. 对英雄主义的赞扬 B. 安详与自在 C. 歌颂崇高的爱 D. 对自然力量的敬畏
形式及技法特色				A. 金字塔式构图 B. 写实的造型 C. 细节的刻画 D. 扭曲的姿态 E. 简化造型

知识要点

1. **雕塑** 又称雕刻，是造型艺术的一种，指用各种可塑材料创造出具有一定空间的可视、可触的艺术形象，借以反映社会生活、表达艺术家的审美理想的艺术，通常与建筑和城市空间相结合，具有装饰或纪念作用。

2. **雕塑的类别** 按照使用材料可分为木雕、石雕、骨雕、漆雕、贝雕、根雕、冰雕、泥塑、面塑、青铜雕塑、陶瓷雕塑、不锈钢雕塑、石膏像以及使用塑胶和布料的软雕塑等。

3. **雕塑的三种基本形式** 圆雕、浮雕和透雕。

拓展欣赏

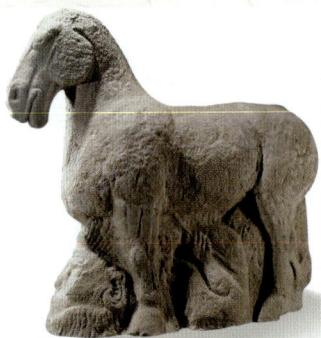

【图20　西汉《马踏匈奴》】

1.《霍去病墓石雕》，霍去病墓石雕是一组纪念碑性质的大型石刻群，存于陕西兴平县道常村西北，公元前117年雕造。

这些石雕多是根据原石自然形态，运用圆雕、浮雕、线刻等手法雕刻而成。浑厚深沉，粗放豪迈，简练传神。是现存时代最早、保存完整的成组石雕。代表作品为"马踏匈奴""伏虎""跃马"等。

2.汉《说唱俑》，是用陶土塑造的一位正在进行说唱表演的艺人形象。

汉代陶俑与前秦及隋唐陶俑的根本区别，突出地表现对神韵的追求上，汉代杰出工匠所遗下的艺术品上所体现的风格，表明这一时期艺术家对神韵的理解与追求——在写实的基础上刻划精神，以形似求神似，这一创作理念在说唱俑上表现得淋漓尽致。艺术家截取说唱艺术最精彩的说唱举动，利用形体夸张及人物面部表情变化来突出艺术形象，看似头大身小，躯体

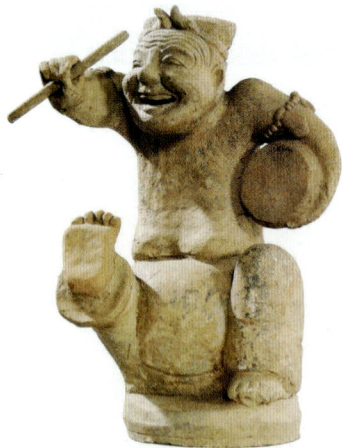

【图21　西汉《说唱俑》】

粗短，身材比例失调，但恰恰如此，其丰富的说唱内容醉人的表演形式，及演艺成功者的自然流露，被刻划的惟妙惟肖，恰到好处。

3.《断臂的维纳斯》，也称米洛的维纳斯，是一尊希腊神话中，代表爱与美的女神维纳斯的大理石雕塑，是希腊化时期雕刻家阿历山德罗斯的作品。

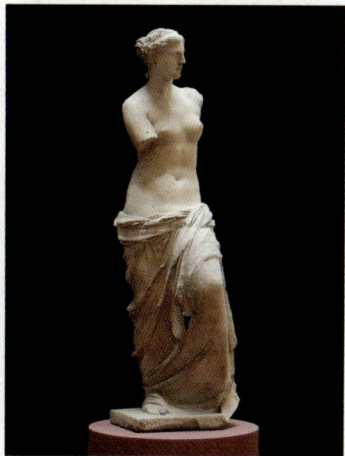

【图22　古希腊《断臂的维纳斯》】

这座雕像高203厘米，由两块大理石拼接而成。1820年，在希腊爱琴海米洛岛的山洞里被发现的。

现在收藏在卢浮宫里，成为卢浮宫的"镇馆之宝"。维纳斯的面孔具有希腊妇女的典型特征：直鼻、椭圆脸、窄额。她那安详自信的眼睛和稍露微笑的嘴唇，给人以矜持而富有智慧之感。她没有娇艳，没有羞怯，没有丝毫的造作，她的外在的身体比例、内在神韵体现了千年来古希腊人的审美理想——纯洁与典雅，形体美和精神美的统一。

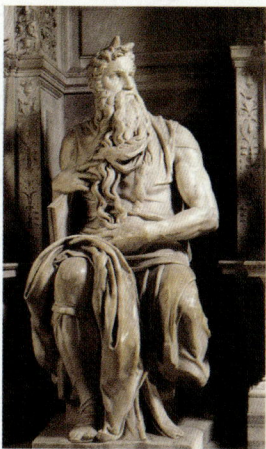

【图23　米开朗基罗《摩西》】

4.《摩西》，文艺复兴雕塑巨匠米开朗基罗的代表作，大理石雕像，高235厘米，创作于1513-1516年。

雕像威严地竖立着，奕奕有神的目光，曲着的右腿，宛如要举足站起的模样。牙齿咬紧着；眼睛又大又美，固定着直望着；头发很短；胡须却如浪花般直垂下来，长得要把手去支拂；双臂肌肉发达，手上青筋暴露，仿佛积蓄着无穷的力量。他的衣服纯粹是一种假想的；因了这些衣褶，腿部的力量更加显著；雕像下部的体积亦随之加增，使全体的基础愈形坚固。

5.《阿波罗和达芙妮》，大理石雕像，意大利巴洛克艺术家贝尼尼创作于1622-1624年，现收藏于意大利罗马的博格斯美术馆。

该作品取材于希腊神话，描绘的是太阳神阿波罗向河神女儿达芙妮求爱的故事。雕像表现了阿波罗的手触到达芙妮身体时的一瞬间。两人都处

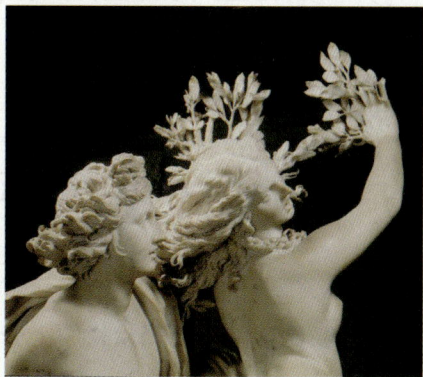

【图24　贝尼尼《阿波罗和达芙妮》】

在乘风奔跑的运动中，身体轻盈、优美。达芙妮的身体已开始变成月桂树，行走如飞的腿幻化为树干植入大地，飘动的头发和伸展的手指缝中长出了树叶，但整个身体仍具有凌空欲飞的姿态，手臂与身体形成了优美的S形。阿波罗眼睁睁地看到达芙妮变成了月桂树，神情由惊讶转为悲伤。他的一只手仍然放在达芙妮的身体上，另一只手则向斜下方伸展，同达芙妮的手臂形成一条直线，使整个雕像有一种动荡的感觉，充满了表现力。

【图25 马约尔《地中海》】

6.《地中海》，是象征主义雕塑家马约尔第一件伟大代表作地中海的作品，是他一系列不朽之作的开端。

这件作品通过女性裸体表现作者对地中海，对生活在地中海周边的国家、居民和文化的理解，富有象征意义和哲理性:女裸体席地而坐，低头陷入沉思状态，光滑丰满的体态象征富饶的地中海，静坐的情态象征和平宁静的地中海，整个造型给人以朴实、饱满、含蓄和健美之感，充满古希腊的艺术精神。

学习检测

单选题

1.古希腊雕塑《拉奥孔和他的儿子们》的作者是谁?（ ）

A.罗丹　　　B.阿格桑德罗斯父子　　　C.米隆　　　D.米开朗基罗

2.米开朗基罗的雕塑作品《哀悼基督》是为哪一座教堂创作的?（ ）

A.佛罗伦萨百花大教堂　　　　　B.罗马圣彼得大教堂

C.米兰大教堂　　　　　D.梵蒂冈西斯廷教堂

3.法国雕塑家罗丹属于欧洲哪一种雕塑风格?（ ）

A.文艺复兴　　　B.浪漫主义　　　C.现实主义　　　D.巴洛克

4.秦始皇陵兵马俑从材质上分属于哪种雕塑?（ ）

A.石雕　　　B.木雕　　　C.泥塑　　　D.陶塑

多选题

1. 下列哪些雕塑作品是米开朗基罗创作的（　　）

　　A.《大卫》　　　　B.《被俘的奴隶》　　　C.《垂死的奴隶》　　D.《摩西》

2. 除了《思想者》之外下列哪些雕塑作品是罗丹创作的？（　　）

　　A.《青铜时代》　　B.《加莱义民》　　　C.《巴尔扎克》　　　D.《地狱之门》

3. 下列哪些石窟属于中国古代四大石窟？（　　）

　　A.《龙门石窟》　　　B.《云冈石窟》　　　C.《莫高窟》

　　D.《麦积山石窟》　　E.《天梯山石窟》

应用与提升

▶ 在拓展欣赏的作品中选择一件雕塑作品进行探究和分析，并完成作品赏析图表。

赏析维度		信息采集
直觉感受		
背景信息	时代	
	地区	
	流派	
	艺术家	
作品分析	创作动机	
	题材内容	
	思想感情	
	形式及技法特色	

书网融合……

微课1

微课2

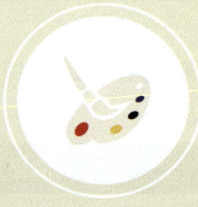

模块 **9**

中 外 民 歌

模块九 | 中外民歌

PPT

学习目标

通过对《茉莉花》《樱花》和《我的太阳》为代表的中外民歌作品进行对比赏析，初步了解民歌的艺术特点，聆听和感悟不同国家、民族和地域的民歌作品的艺术特色。

学习准备

《茉莉花》是一首家喻户晓的中国民歌，已经成为中国文化元素之一

收集相关信息资料，按照一定的逻辑顺序整理成课件形式，对其进行介绍说明，并做好课上讲解的准备。

作品赏析

▶《茉莉花》—— 江苏民歌

故事导入

传唱百年的鲜花调

清朝初年，一位姓刘的民间艺人，因生计奔波于江苏、山东、浙江、安徽等华东一带。后来他走到江苏省六合县搭棚演唱地方民歌、戏剧。他的生世经历与民国时的二胡演奏名家阿炳相似，或是走街串巷，一边走一边拉琴，一边演唱民歌；或是登台表演地方戏剧《我来作个媒》《紫竹山》等，寓民歌小调于戏剧为一体，演唱《十想》《鲜花调》《在外苦》《吃酒歌》等百余首，受到百姓的欢迎。直到

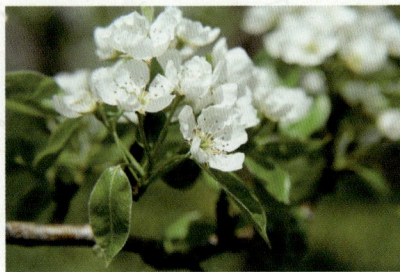

【图1 茉莉花】

1942年，新四军安徽省淮南县剧团的文艺工作者何仿，在江苏省南京市六合地区的金牛山，现场采录了这位艺人传下来的作品，1957年通过对《鲜花调》的词曲改编，才有了今天家喻户晓的江苏民歌《茉莉花》。

🗓 时代背景

整风运动和百家争鸣——1957年

1957年中国完成了第一个五年计划，在社会主义改造基本完成、社会主义建设即将全面展开的历史转折关头，中共中央发出《关于整风运动的指示》，针对脱离群众和脱离实际的官僚主义、宗派主义和主观主义在全党进行一次普遍的深入的整风运动，以提高全党的马克思主义的思想水平，改进作风，适应社会主义改造与建设的需要。同年，毛泽

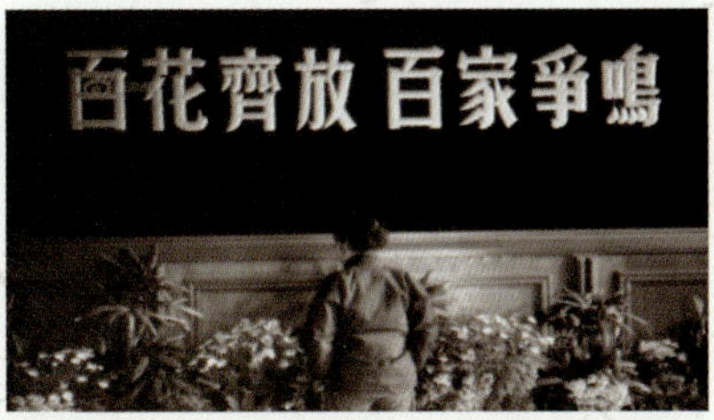

【图2 百花齐放、百家争鸣】

东在《关于正确处理人民内部矛盾的问题》中指出："百花齐放、百家争鸣的方针，是促进艺术发展和科学进步的方针，是促进我国的社会主义文化繁荣的方针。"

🔍 作品导读

《茉莉花》是一首广为传唱的中国民歌，是非常典型的民间小调。歌曲旋律流畅，包含着周期性反复的匀称结构，旋律以级进为主，富有南方民歌清秀雅致的特点。歌中抒写了自然界的景物，表现出一种淳朴优美的感情，通过表现茉莉花开时节，少女们爱花、惜花、怜花、欲采又舍不得采的美好心愿，含蓄地抒发了渴求爱情自由，又怕封建礼教禁锢的矛盾心情。这首民歌曲调婉转，旋律优美，清丽、婉转，波动流畅，感情细腻，把"赏花人"的心情神态，表达得淋漓尽致。

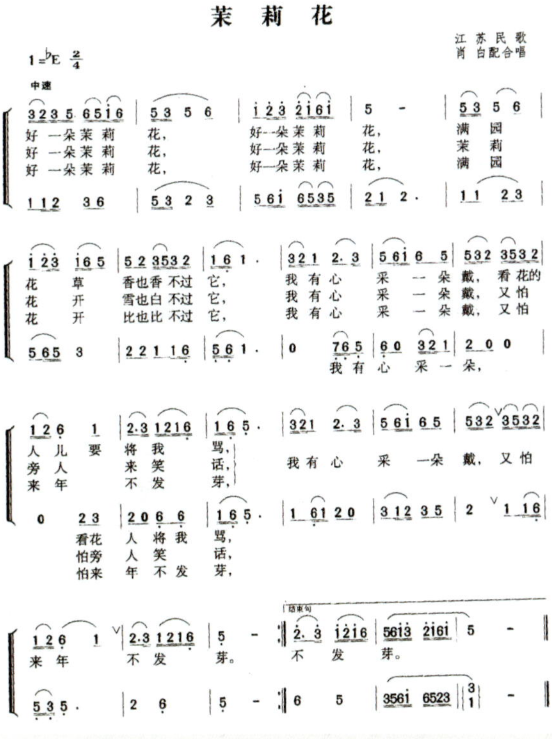

【图3 江苏民歌《茉莉花》简谱】

👍 欣赏要点

1. 运用五声徵调式

歌曲由四个乐句构成一个单乐句，旋律以平衡级进为主，婉转流畅，自然平稳，起承转合，具有鲜明的江南风格。

2. 一字多音的处理

江苏民歌《茉莉花》源于扬州地区的鲜花调，属于典型的小调，具有江南语言的特点，一字多音，活泼、婉转，曲调优美，情感细腻。

体验与创造

任务说明 学唱江苏民歌《茉莉花》，感悟歌曲细腻的情感。

🌴 跟着名作去旅行

六朝胜地——南京

南京，江苏省会，临长江。从三国的吴国开始近400年间，连续有六个朝代(吴、东晋、宋、齐、梁、陈)在南京建都。此外，南唐、明(洪武)、太平天国以及中华民国也曾建都于此。因此，历史上称为"六朝胜地、十代都会"，至今有2600年的历史。现在的南京可以说是古今文化荟萃之地，南京古城中有玄武湖；城东有中山陵、明孝陵、灵谷寺、美龄宫、紫金山天文台等，形成了著名的钟山风景区；城南有夫子庙、乌衣巷、李香君故居、瞻园等，构成了秦淮风光带；城西则有清凉山、石头城、莫愁湖，城北有珍珠泉度假区、南京长江大桥等。

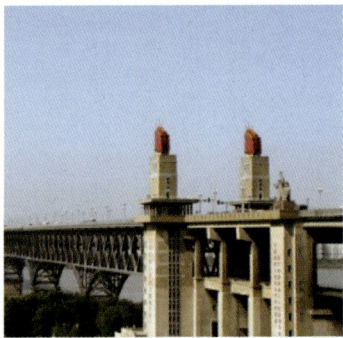

【图4　南京长江大桥】

▶《樱花》——日本民歌

故事导入

在日本，有一个重要的传统节日——樱花节。樱花是日本的国花，每年阳春三月，满山的樱花就一团团一簇簇竞相开放了，粉的，红的，白的，一望无际，如云海，似朝霞，芬芳又美丽。他们在漫长的严冬之后，首先给人们带来兴奋喜悦的春天的消息，樱花开花都在7天左右凋谢，所以日本人认为樱花的美丽虽然短暂，但是他们给人们留下了美丽和芬芳，他们在樱花身上学到了珍惜每一天，积极生活的精神。樱花节就定在花期最旺的3月15日至4月15日这一个月，这时候，三五成群的日本人民开始互相邀请亲朋好友相聚在樱花树下，看樱花，赏樱花，在樱花树下品尝寿司，喝点清酒，认识或不认识的人们都会互相点头，有时候还会交换食物呢。多美的樱花，多热闹的樱花节啊，你们想去参加吗？让我们跟着好听的日本民歌《樱花》,想象踩着木屐漫步在樱花树下吧。

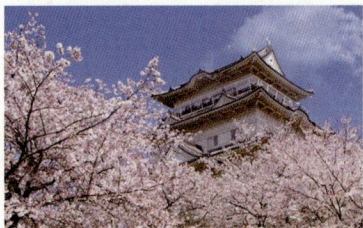

【图5　日本樱花节】

时代背景

幕藩体制的建立——日本江户时期

江户时代(1603年3月24日–1867年11月15日)，又称德川时代。是日本历史上武家统治封建时代的最后一个时期。江户初期，德川家康建立起严密控制下的政治体制，经过德川秀忠、德川家光两代将军，幕府统治趋于稳定，经济也随之发展，在德川纲吉时代发展良好，商人与町人盛行元禄文化。江户中叶，幕府财政陷入困境，之后实行享保改革、宽政改革、天保改革等企图改善，但却未解决根本问题。18世纪上半期，资本主义的萌芽产生，新的生产方式的出现，从根本上动摇了幕府统治的基础。

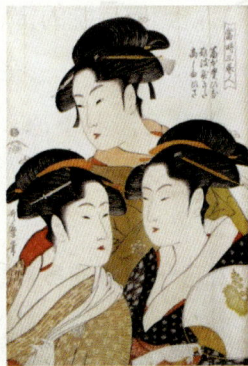

【图6　日本江户时期的浮世绘】

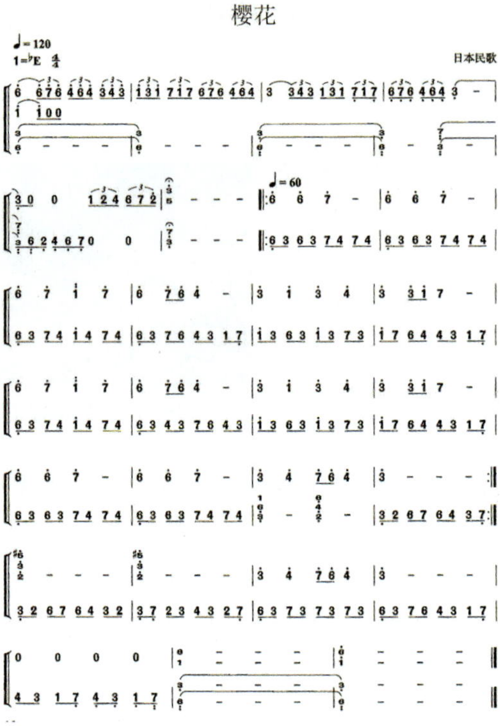

【图7 日本民歌《樱花》简谱】

《樱花》是一首非常著名的日本民歌，创作于江户时代末期，后由日本著名音乐家清水修整理。作品采用日本五声调式音阶，以平白流畅的语言描述了暮春三月人们愉快的相邀，在晴朗的日子里去看美丽的樱花的情景。它虽然只有短短十四个小节，音乐形象却十分鲜明。这支曲子是在日本民间"都节调式"的基架上构筑而成，民族风味十分浓郁。

欣赏要点

1. 妩媚而哀婉的音乐情绪

樱花盛开的花期极短，樱花从盛开到衰败只有十几天，他们绽放时美丽壮观，凋谢时又悲壮凄凉。日本的五声调式中常用不稳定音阶上的音fa和si，使主题旋律妩媚动人，整首作品显得有点暗淡和凄凉感，在优美中夹杂着丝丝忧伤和哀婉。

2. 音乐形象的多样统一

这首日本民歌旋律和节奏起伏不大，却能吸引人，是因为在其单纯的意象中将樱花优雅、绚烂、破碎三种完全不同的情感完美地聚集到了一首作品中。

体验与创造

任务说明 伴随日本民歌《樱花》的旋律与节奏，以樱花为主题，利用老师提供的绘画元素创作一幅的水彩画，体验歌曲《樱花》带给我们的优美意境。

跟着名作去旅行

日本文化的源点——京都

京都，位于日本本州岛的中部，北濒日本海，东接福井县，南邻奈良县，西与大阪府、兵库县接壤。呈由东南朝西北伸展的细长形状。京都府是人口较多的自治体之一，是日本人的精神故乡，是日本文化的源点，是日本的文化象征之地。古都京都是根据历来王朝文化中盛行的日本式唯美意识所构建的。众多的寺庙、神社、佛阁等历史建筑物构成了一道独特的文化风景，其中金阁寺与二条城、清水寺、岚山并称为京都四大名胜。

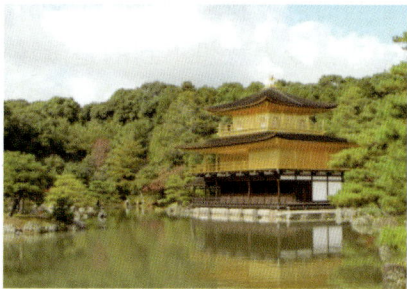

【图8　日本　京都　金阁寺】

▶《我的太阳》——意大利民歌

故事导入

蒂·卡普阿1865年出生在意大利那不勒斯市的一个音乐人家庭里。父亲姬柯贝是当地颇有名望的小提琴家和歌曲作家。在父亲的直接的影响和熏陶下，卡普阿从小就喜欢上了音乐，并在年纪轻轻时进入当地的音乐学院进修音乐练习作曲。1898年，姬柯贝带着33岁的儿子卡普阿来到乌克兰的敖德塞举行他个人小提琴的巡回演出。一天早上，当明媚的阳光透过旅馆的窗户，照射到卡普阿的房间里来的那一瞬间，他突然被那束金色的阳光给迷住了。他仿佛看到了照耀在家乡那不勒斯海湾无与伦比的灿烂阳光和那清澈碧蓝的

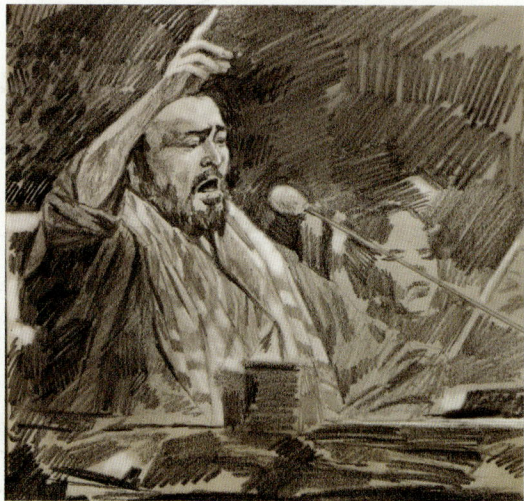

【图9　帕瓦罗蒂演唱《我的太阳》】

海水，还有那让人感觉温馨而美丽的金色沙滩，灵感化成大段的乐句就已在他脑海里如泉涌般地起伏，他激动万分，一气呵成，写下了这段传世的音乐。事后他又让他朋友，那坡里著名的诗人卡普罗把三段描写爱情的歌词放进这歌里，这就是今天我们所

听到的《我的太阳》。接著，卡普阿就把这首歌以25个里拉的价格卖给了出版商。25个里拉，这在当时来讲，还不够他自己吃一顿像样的午餐，可见那时的稿费之低廉。而《我的太阳》一下子就传遍了意大利，传向了全世界。

1920年8月14日，在比利时的奥林匹克运动会上，由于乐手们匆忙之中一时找不到当时意大利国歌的谱纸，情急之下用了《我的太阳》来替代演奏。据说当那乐声一起，令人意想不到的是满场观众跟着音乐大声唱和起这一支歌来，引爆现场，成为报纸头条新闻。所以，后人常把《我的太阳》和意大利联在一起也不是事出无因的。

作品导读

《我的太阳》是19世纪作曲家卡普阿创作的独唱歌曲，那不勒斯民歌风格。他以独特的旋律曲调与意大利式的热情奔放，豪迈爽朗的歌词内容相结合，便成了风靡全球，广泛流传的歌曲。这首歌歌唱生命光辉，把自己喜爱人的笑脸比喻为"我的太阳"，又以赞美太阳来表达真挚的爱情。旋律优美华丽，情绪热情奔放，前后二段对比分明，第一段旋律柔和婉转，第二段旋律高亢明亮。优美的意大利歌声婉转轻扬，使你顿时感到生活充满了无以言表的美好。

欣赏要点

1. 饱满热烈的情感

那波里的人民世代在海边生活，大海孕育出那波里人热情、豪爽的性格，使得那波里民歌也深深烙印上了欢快、自由、动感、流畅的特质。

2. 同主音大小调转调的手法

小调忧郁悲伤，大调较为明朗，那波里民歌巧妙地结合了大、小调的特点，通过转调的手法来表现复杂的情感。这种手法既简化了调式的复杂性，又表现了人物情感，用得可谓是非常巧妙。《我的太阳》前半部分旋律平静舒缓，富于歌唱性，这里以描写那不勒斯自然风光为主，后半部分则唱响高音区，旋律和钢琴伴奏多以附点音符为主，奔放热情的倾诉着对恋人的爱慕和对爱情的憧憬，就如同太阳一般炽热。

认识艺术家

鲁契亚诺·帕瓦罗蒂（1935—2007），生于意大利的摩德纳

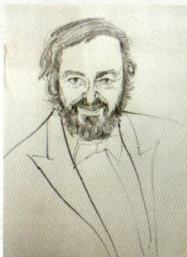
【图10　帕瓦罗蒂】

　　二十世纪六十年代以来世界上最伟大男高音歌唱家。帕瓦罗蒂具有十分漂亮的音色，他的嗓音丰满、充沛、透明，高声区统一，音色宽厚，有着强烈的自然美感。帕瓦罗蒂在两个八度以上的整个音域里，所有音均能迸射出明亮、晶莹的光辉。被一般男高音视为金不换的"高音C"也能唱得清畅、圆润而富于穿透力，因而被誉为"高音C之王"。其演唱的最具代表性的曲目有《我的太阳》《今夜无人入睡》等。

体验与创造

任务说明　学唱不同版本意大利民歌《我的太阳》，感受帕瓦罗蒂原唱中的音色和声音的力度所表达的丰富世界。

🌴 跟着名作去旅行

阳光和快乐之城——那不勒斯

　　那不勒斯也译作那波里，是意大利第三大城市，濒临那不勒斯海湾，是意大利最美丽的港口。这里风光绮丽，气候温暖，土地肥沃，著名的那不勒斯湾会使人想起一幅幅美妙景色。那不勒斯温和的地中海气候使它的四季都适宜游览，富饶而又各有特色的周边乡村则具有独特的魅力。有环抱那不勒斯海湾的半月形滨海大道、雄踞一方的埃尔莫城堡、与米兰歌剧院齐名的圣卡洛歌剧院、高大雄伟的维苏威火山、碧海仙境卡普里岛、举世闻名的庞贝古城遗址、列入世界遗产名录的阿马尔菲海岸景观……意大利甚至流传着一句名言："到过那不勒斯，死而无憾。"

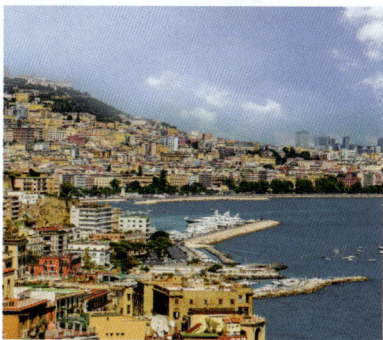
【图11　意大利　那不勒斯】

分析与归纳

完成下列三部作品对比分析图表

赏析维度	《茉莉花》	《樱花》	《我的太阳》	备选项
音乐旋律				A. 旋律下行 B. 旋律华丽 C. 旋律级进
音乐形象				A. 早春赏樱花 B. 那不勒斯海湾的阳光 C. 茉莉花
情感表现				A. 对爱情自由的渴望和封建礼教的害怕 B. 歌唱生命光辉 C. 春天到来的喜悦与感伤
形式及技法特色				A. 大调音节 B. 都节调式 C. 单乐段的分节歌

知识要点

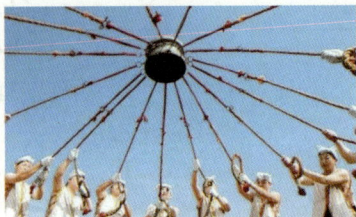

【图12 《打夯号子》】

1.民歌的含义　民歌是劳动人民在社会实践中口头创作、口头流传中不断加工形成的歌唱作品，是劳动人民集体智慧的结晶，表达了劳动人民的思想、感情、意志、要求和愿望，具有现实性，是各民族文艺中的一个重要组成部分。

2.中国民歌分类

（1）号子：是一种和劳动节奏密切结合的民歌，亦称劳动号子。包括：渔船号子、工程号子、搬运号子、农事号子、作坊号子。

（2）山歌：是人们在山野、田间、牧场的劳动中即兴抒发思想感情所编唱的民歌。

（3）小调：一般只流行于城镇集市的民间小曲，常用于人民群众生活中休息、娱乐、集庆等场所。

拓展欣赏

【图13 《牧歌》】

1.《牧歌》，这是一首典型的蒙古族长调民歌，歌词两句一段，共四句，形象纯朴且富有诗意，字里行间处处都流露出对草原和生活的热爱。

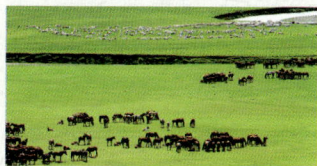

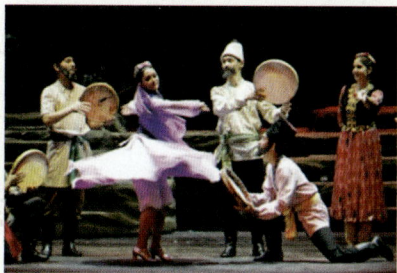

【图14 《阿拉木汗》】

2.《阿拉木汗》，是一首流传在新疆吐鲁番地区的维吾尔族双人歌舞曲，也是中国著名的维吾尔族民歌。

20世纪40年代初，王洛宾在青海收集并改编了这首维吾尔族民间歌曲。阿拉木罕是维吾尔族的姑娘，作品采用幽默风趣的问答形式、运用比喻、夸张等修辞手法，赞美了她令人倾倒的美貌，也表达了小伙子对她的爱慕之情。

3.《友谊地久天长》，这是一首广为流传的苏格兰民歌，是电影《魂断蓝桥》中的经典歌曲。

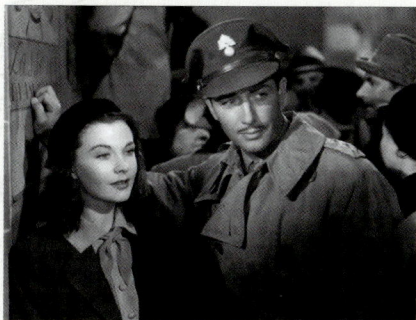

【图15 电影《魂断蓝桥》】

歌词是由十八世纪苏格兰诗人罗伯特·彭斯根据苏格兰古老民歌《过去的好时光》写下的。这首诗后来被谱了乐曲，歌曲结构规整，节奏鲜明，其特点是以附点的节奏型贯穿全曲。旋律优美婉转，情感丰富，歌词纯朴自然，深切感人，歌曲还通过副段重复的歌词，更加渲染了分别的依恋不舍和分别后思恋之情的气氛，唱出了友谊地久天长的主题。

【图16 《伏尔加船夫曲》】

4.《伏尔加船夫曲》，这是一首俄罗斯民歌，深刻地揭示了沙皇统治下的俄国人民群众处在水深火热之中痛苦，他们忍辱负重，饥寒交迫。

他们以坚韧不拔的精神，担负起历史所赋予的重任踏平世界的不平路，对着太阳唱起歌。

它的速度徐缓，旋律朴实，形成了那忧郁、深沉的基本格调，中间的抒情旋律流露出纤夫们对母亲河——伏尔加河的深爱，歌曲的高潮，近乎高喊的音调表现了他们要求摆脱痛苦的决心和对光明自由生活的向往。

学习检测

单选题

1.著名民歌《茉莉花》起源自我国哪个地区？（　）

A.江苏南京　　　B.山东临沂　　　C.河南洛阳　　　D.河北保定

2.日本民歌《樱花》创作于下列哪一个时期？（　）

A.室町时期　　　B.江户后期　　　C.明治维新　　　D.昭和早期

3.意大利民歌《我的太阳》是哪一个地区的民歌风格？（　）

A.米兰　　　　　B.威尼斯　　　　C.那不勒斯　　　D.罗马

4.下列哪首中国民歌属于新疆维吾尔族风格？（　）

A.《小河淌水》　B.《康定情歌》　C.《牧歌》　　　D.《阿拉木汗》

多选题

1.中国民歌从体裁上分为哪几种类型（　）

A.号子　　　　　B.山歌　　　　　C.小调　　　　　D.民谣

2.下列哪些民歌作品属于中国民歌？（　）

A.《川江号子》　B.《友谊地久天长》　C.《嘎达梅林》　　D.《紫竹调》

3.下列哪些歌曲属于外国民歌？（　）

A.《我的太阳》　B.《红河谷》　　C.《伏尔加河纤夫曲》　D.《星星索》

应用与提升

▶ 在拓展欣赏的作品中选择一首歌曲进行探究和分析，并完成作品分析图表。

赏析维度	信息采集
作品名称	
作者信息	
创作背景	
音乐体裁	
主题内容	
音乐情绪与气氛	
音乐旋律与节奏	

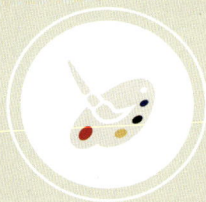

艺术歌曲

模块 *10*

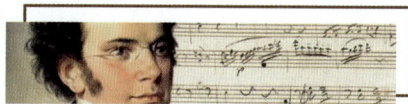

艺 术 歌 曲

模块十 | 艺术歌曲

学习目标

　　通过对《野玫瑰》和《玫瑰三愿》为代表的中外艺术歌曲作品进行对比赏析，初步了解艺术歌曲的艺术特点，聆听中外艺术歌曲作品，感悟作品的情感和艺术特色。

学习准备

在你熟悉的歌曲中有没有以"玫瑰"为主题的？

请选择1首描写玫瑰的歌曲，进行欣赏分析，查找相关材料，按照一定的逻辑顺序整理成课件形式，对其进行介绍说明，并做好课上讲解的准备。

作品赏析

▶《野玫瑰》

故事导入

温柔的玫瑰

　　1815年维也纳冬夜，青石板路显得异常清冷，空旷的街头经过寒风洗礼更加萧瑟。18岁的舒伯特刚从学校里练完琴，路经一家杂货铺时，他看到门口站着一个熟悉娇小的身影，正捧着一本旧书和一件旧衣服在寒风中瑟瑟发抖。那孩子叫汉斯，是曾经在小学里跟他学习音乐的学生。舒伯特赶紧上前询问，汉斯红着眼眶说要把书和衣服卖了去筹集一

【图1　野玫瑰】

些学费，站了这么久还是无人问津。舒伯特十分难过，这孩子和自己小时候一样穷苦，舒伯特心中充满怜惜和同情，但同样穷困的他怎样才能帮助这个苦命的孩子呢？

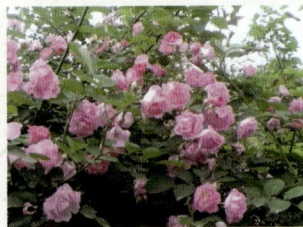

正当舒伯特为这个孩子的事情愁眉不展时，他忽然想起自己身上应该还有几个古尔盾，那是他存了很久想用来买纸作曲的钱。于是他翻遍了全身的口袋，把身上所有的钱都找出来，放在汉斯手中，把他怀中那本旧书买了下来。汉斯满含热泪扑进老师的怀里，他知道这本旧书根本值不了这么多钱，他只能对老师说："谢谢，非常感谢！"

男孩的那本书是德国作家歌德的诗集，舒伯特随手一番就看到了《野玫瑰》这首诗，"男孩看见野玫瑰，荒野上的玫瑰，"顿时间被诗中的文字所触动，脑海中出现跳跃的音符，越往下看，音符不断涌出，舒伯特急忙回到家里，赶快将脑海中的音符写下来，一首脍炙人口的歌曲就因一颗善良的心加上才华的涌现而诞生了。

时代背景

浪漫主义的诞生—— 18 世纪末 19 世纪初

18 世纪末，随着法国资产阶级革命的失败和欧洲大陆封建王朝的复辟，人们对现实产生极大失望和强烈不满，启蒙运动所倡导的理性主义思想受到质疑。人们开始在内心追求现实中无法实现的理想。浪漫主义首先在 18 世纪末出现在文学领域，代表人物有德国的瓦肯罗德、霍夫曼、海涅；英国的拜伦、雪莱；法国的雨果等。他们注重个人情感和内心体验，表达出对个性、自由的渴望。把对现实的不满转向对大自然美景的无限热爱。浪漫主义音乐是在浪漫主义文学的影响下形成的，强调对自我情感的表现，音乐家个人的经历、感受成为浪漫主义音乐创作的重要内容。早期的浪漫主义音乐由德、奥作曲家韦伯、舒伯特、门德尔松、舒曼等人开其先河。

作品导读

《野玫瑰》是舒伯特 1815 年创作的一首作品，歌词根据歌德的诗作加上作者自己的感情色彩改编而成，内容主要讲述一个少年十分渴望摘下一朵娇艳野玫瑰的故事。音乐以清纯的旋律表现了野玫瑰的纯洁可爱和攀折野玫瑰的少年轻浮粗暴。旋律呈现一种十分简洁明亮的状态，在歌中到处散发着欢快而活泼的情感，整篇歌曲都具有浪漫主义的情怀。歌曲结构形式简单明快，吸收了民歌成份和广泛流行于生活中的音调，使旋律具有某种程度的通俗性，朗朗上口，轻松明快，音域跨度不大，乐句短小精致。

▶《玫瑰三愿》

🖐 故事导入

凋零的玫瑰

1932年6月，当时中国社会正处于战乱时期，社会动荡，矛盾十分尖锐。淞沪之战结束后，上海国立音专教师龙七到校园上课，看到校园内遍地凋零的玫瑰，心中感伤，触景生情，写下了这首词，黄自先生随后谱成了曲。歌曲生动描绘了一位柔弱、不甘命运安排的女子憧憬美好未来，渴望得到他人关爱的情感。乐曲情景交融，以赞美和感叹的音调，曲折地表达知识分子对国破家亡的忧愤之情。

📅 时代背景

一·二八事变——1932年

日本侵略者为了转移国际视线，并迫使南京国民政府屈服，于1932年1月28日晚，突然向上海闸北的国民党第十九路军发起了攻击，十九路军在军长蔡廷锴、总指挥蒋光鼐的率领下，奋起抵抗。2月14日，以张治中为军长的第五军增援十九路军参战。3月初，由于日军偷袭浏河登陆，中国军队被迫退守第二道防线。3月3日，日军司令官根据其参谋总长的电示，发表停战声明。同日，国联决议中日双方立即停战。

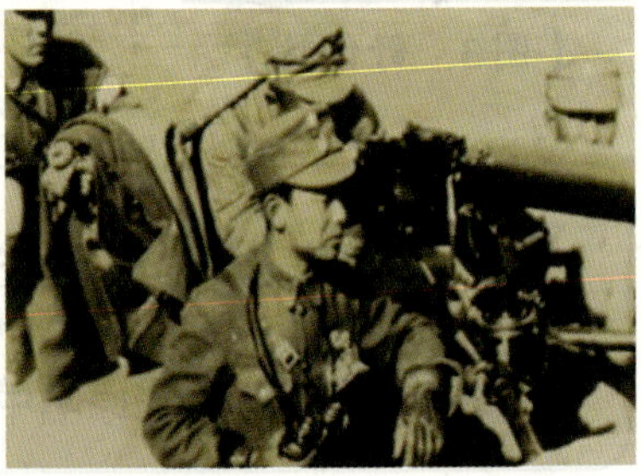

【图5　淞沪抗战】

24日，在英领署举行正式停战会议。淞沪之战激发了民族精神，促进了团结，建立了抗战的信心，改变了自清末以来西方人轻视中国军队的心理，提高了中国军队的形象。但国民党"攘外必先安内"的政策主张和消极抗日的做法，成为日后日军全面侵华的重要原因。

🔍 作品导读

《玫瑰三愿》是一首由小提琴协奏、钢琴伴奏的抒情独唱曲。作品描绘了唯美而凋零的玫瑰独自开放的形象，以拟人的手法，生动刻画了一位柔弱无力、不甘命运安排的女子憧憬美好未来，渴望把握命运的心境。以赞美和感叹的音调，曲折地表达了知识分子对国破家亡的忧愤之情。在这一独唱曲中，黄自先生做到了使音乐的意趣、节奏、句法等等——与歌词吻合，同时还利用和声、伴奏将情感表现的淋漓尽致。

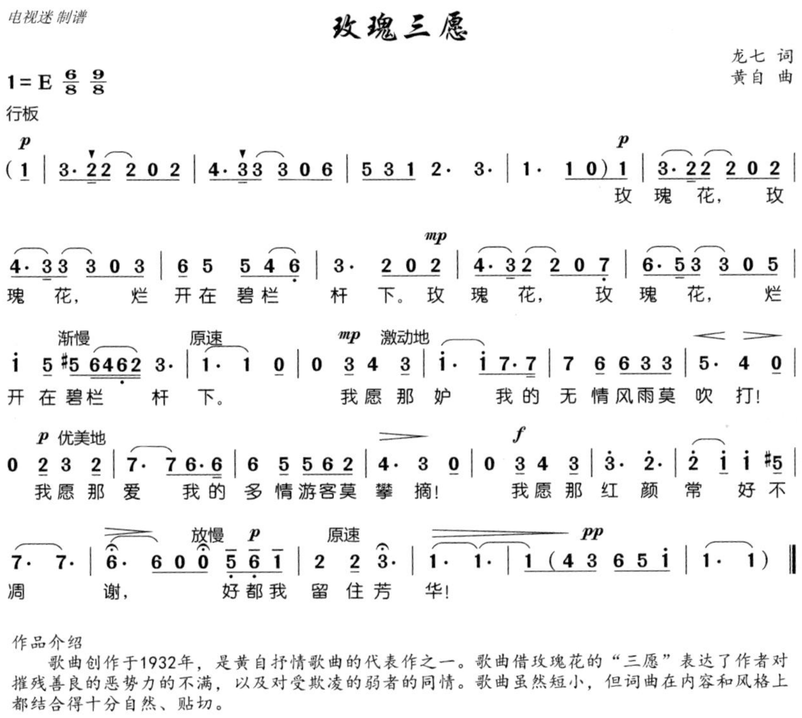

电视迷 制谱

玫瑰三愿

龙七 词
黄自 曲

1=E 6/8 9/8

行板

(1 | 3·22 202 | 4·33 306 | 5312·3· | 1·10)1 | 3·22 202 |
玫瑰花，玫

4·33 303 | 65 546 | 3·202 | 4·32 207 | 6·53 305 |
瑰花，烂开在碧栏杆下。玫瑰花，玫瑰花，烂

渐慢 原速 mp 激动地
i5#5 6462 3·1·10 | 0343 i·i77 | 76633 5·40 |
开在碧栏杆下。我愿那妒我的无情风雨莫吹打！

p 优美地 f
0232 | 7·76·6 | 6 5562 | 4·30 | 0343 3·2· | 2 i i #5 |
我愿那爱我的多情游客莫攀摘！我愿那红颜常好不

放慢 p 原速 pp
7·7· | 6·600 56i | 2 23· | 1·1·1(4365i | 1·1) |
凋谢，好都我留住芳华！

作品介绍
歌曲创作于1932年，是黄自抒情歌曲的代表作之一。歌曲借玫瑰花的"三愿"表达了作者对摧残善良的恶势力的不满，以及对受欺凌的弱者的同情。歌曲虽然短小，但词曲在内容和风格上都结合得十分自然、贴切。

【图6 《玫瑰三愿》】

欣赏要点

1.感受两段演唱的情感变化

歌曲为两段体结构。第一段是叙事的段落，E大调，6/8拍进行，音乐安静而隽美，在小提琴的助奏下，更突显了典雅、温柔、秀丽的风格。第二段，乐幅一下拉宽，情绪由静变动。当我们还沉浸在玫瑰的姿容之时，无情的炮火毁掉了这静谧和平，这时的玫瑰只有三个愿望，第一个愿望"我愿那妒我的无情风雨莫吹打"，音乐平稳，气韵悠长；第二个愿望"我愿那爱我的多情游客莫攀摘"，音乐温柔恳切；而最后一个愿望"我愿那红颜常好不凋谢"，力度逐渐加强，最终达到全曲的高潮，让人无限感慨。

2.高贵、典雅的音乐气质

这首歌曲的节奏以"行板"为主，意为"从容步行的速度"，反映的是上流社会从容、闲适的生活状态和作曲家儒雅、高贵的文化气质。加之悠长、连贯的气息，使这首歌曲表现得安静、明朗、优雅、平静。

认识艺术家

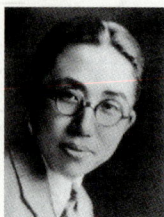
【图7 黄自】

黄自 (1904-1938) 字今吾，江苏川沙（今属上海市）人

中国20世纪30年代重要的作曲家、音乐教育家，早年在美国欧伯林学院及耶鲁大学音乐学校学习作曲。1929年回国，先后在上海沪江大学音乐系、国立音专理论作曲组任教，是中国早期音乐教育重要的奠基人。代表作品有《长恨歌》《旗正飘飘》《玫瑰三愿》等。

体验与创造

任务说明 黄自创作的《玫瑰三愿》与舒伯特的《野玫瑰》在音乐风格和主体内容上有很多相似之处，通过对比赏析，梳理两首艺术歌曲的异同。

跟着名作去旅行

魔都——上海

上海，简称"沪"或"申"，是中国共产党的诞生地，国家中心城市，中国的经济、交通、科技、工业、金融、贸易、会展和航运中心，首批沿海开放城市。上海地处长江入海口，是长江经济带的龙头城市，隔东中国海与日本九州岛相望，南濒杭州湾，北、西与江苏、浙江两省相接。江南传统吴越文化与西方传入的工业文化相融合形成上海特有的海派文化。

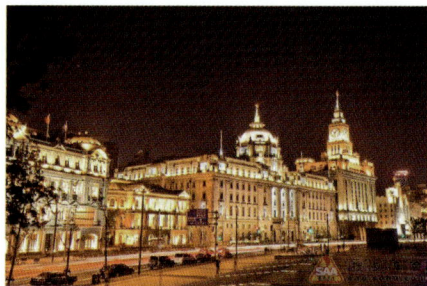
【图8 上海 外滩】

一条黄浦江将上海划分为东西两块，黄浦江西侧便是外滩，南起延安东路，北至外白渡桥，在这段1.5公里长的外滩西侧，矗立着52幢风格迥异的古典复兴大楼，素有外滩万国建筑博览群之称。与外滩隔江相对的浦东陆家嘴，有上海标志性建筑东方明珠、金茂大厦、上海中心大厦、上海环球金融中心等，则成为中国改革开放的象征和上海现代化建设的缩影。

分析与归纳

完成作品对比分析图表

欣赏维度	《野玫瑰》	《玫瑰三愿》	备选项
创作动机			A. 著名诗人描写玫瑰的诗作 B. 音乐家个人的触景生情
演唱方式			A. 美声唱法 B. 钢琴伴奏 C. 小提琴协奏
音乐结构			A. 分节歌 B. 二段体
音乐形象			A. 被少年采摘的玫瑰 B. 唯美而凋零的玫瑰
音乐节奏			A. 从容舒缓 B. 轻快活泼
音乐情绪			A. 欢快而带忧虑 B. 压抑而伤感
情感表现			A. 对国破家亡的忧愤和对理想世界的憧憬 B. 对玫瑰清纯的赞许和被攀折的感叹

知识要点

1. 艺术歌曲 艺术歌曲是由诗歌与音乐结合而共同完成艺术表现任务的一种音乐体裁,形成于十九世纪初的德国和奥地利,是十九世纪浪漫主义音乐一种独特的艺术表现形式,多采用歌德、席勒、海涅等人的诗为歌词,代表作曲家为舒伯特。

2. 艺术歌曲的特点
（1）艺术歌曲通常采用内涵丰富、艺术价值较高的诗词作为歌词。
（2）作曲家根据诗词的意蕴创作歌曲,具有民族性与抒情色彩。
（3）短小精致,演唱多采用独唱形式,美声唱法,多采用钢琴伴奏。
（4）演唱时非常注意每个字与音的处理,对演唱者要求较高。

拓展欣赏

【图9 《摇篮曲》】

1.《摇篮曲》 是德国作曲家勃拉姆斯1868年创作的是一首民歌风格的歌曲。

它通过强弱拍节奏的起伏，来塑造摇篮摆动的形象。曲调优美抒情，语气安详平缓，细腻地勾画了一幅母亲对孩子亲切祝福的动人画面。这首歌曲虽为3/4拍，但作曲家巧妙地从第三拍起音，把节奏进行了细致的改变，将节拍的舞曲性格化为内在的韵律，使音乐更富于徐缓的叙事语气，而适于词义。

2.《教我如何不想他》 是中国艺术歌曲领域里众所周知的瑰宝之一。

【图10 《教我如何不想他》】

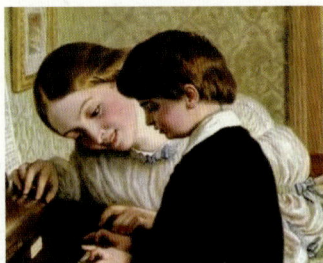

作品选用著名语言学家刘半农先生于1920年创作的诗歌为词，由著名作曲家赵元任先生于1926年谱写而成。作品的旋律优美且不失深情，采用了中国戏曲的唱腔，极具"中国的韵味"，加之赵元任将西方风格等多种作曲技法融入其中，更显作品之新颖别致。歌词中自由和思念并存，爱恋与怀旧相依，表达他内心对祖国的眷念情感。

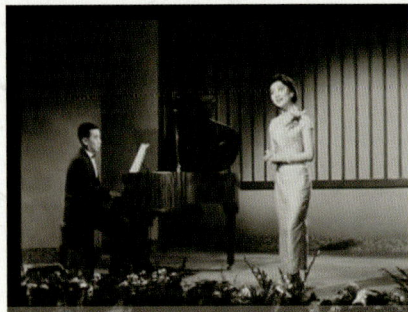

【图11 《母亲教我的歌》】

3.《母亲教我的歌》 由捷克著名作曲家安东宁·德沃夏克创作。

作品融入淡淡哀愁的旋律，将德沃夏克那种斯拉夫人的伤感情怀毫无保留的倾泻出来，曲调朴实无华，亲切动人，在简练的音乐语言中充满了怀念的愁思，感人肺腑，表现出母亲心灵的颤动，令听者动容。

4.《乘着歌声的翅膀》 是著名德国作曲家门德尔松根据德国诗人海涅的一首抒情诗创作的艺术歌曲。

全曲以清畅的旋律和由分解和弦构成的柔美伴奏，描绘了一幅温馨而富有浪漫主义色彩的图景——乘着歌声的翅膀，跟亲爱的人一起前往恒河岸旁，在开满红花、玉莲、玫瑰、紫罗兰的宁静月夜，听着远处圣河发出的潺潺涛声，在椰林中享爱的欢悦、憧憬幸福的梦……曲中不时出现的下行大跳音程，生动地渲染了这美丽动人的情景。

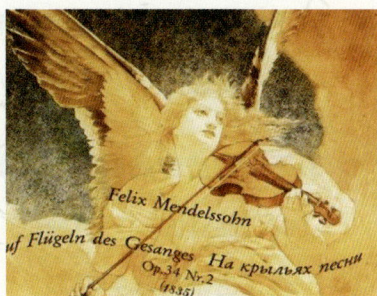

【图12 《乘着歌声的翅膀》】

学习检测

单选题

1. 艺术歌曲《野玫瑰》的作曲者是下列哪位浪漫主义时期的音乐家？（ ）

A. 舒伯特   B. 舒曼   C. 勃拉姆斯   D. 李斯特

2.《野玫瑰》的创作受到哪位诗人的诗歌作品启发？（ ）

A. 席勒   B. 穆勒   C. 歌德   D. 海涅

3. 中国艺术歌曲《玫瑰三愿》的曲作者是谁？（ ）

A. 刘半农   B. 黄自   C. 龙七   D. 赵元任

4. 艺术歌曲《乘着歌声的翅膀》是哪位作曲家创作的？（ ）

A. 舒曼   B. 勃拉姆斯   C. 德沃夏克   D. 门德尔松

多选题

1. 下列哪些内容是艺术歌曲的特点？（ ）

A. 常以诗词作为歌词   B. 多采用独唱形式

C. 美声唱法   D. 多采用钢琴伴奏

2. 下列哪些艺术歌曲是舒伯特创作的？（   ）

    A.《鳟鱼》   B.《小夜曲》   C.《野玫瑰》   D.《魔王》

3. 下列哪些作品属于艺术歌曲？（   ）

    A.《摇篮曲》   B.《叫我如何不想他》

    C.《母亲教我的歌》   D.《隐形的翅膀》

应用与提升

▶ 在拓展欣赏的作品中选择一幅作品进行探究和分析，并完成作品分析图表。

赏析维度	信息采集
作品名称	
作者信息	
创作背景	
音乐体裁	
主题内容	
音乐情绪与气氛	
音乐旋律与节奏	

模块 11

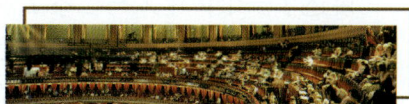

歌 剧 艺 术

模块十一 | 歌剧艺术

　　通过对《茶花女》和《卡门》为代表的西方经典歌剧作品进行深入赏析，初步了解歌剧的艺术特点，聆听著名歌剧作品的经典唱段，感悟作品优美的旋律和丰富的情感。

学习准备

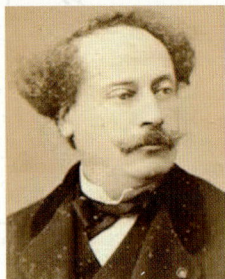

《茶花女》是是法国作家亚历山大·小仲马创作的长篇小说，讲述了一个青年人与巴黎上流社会一位交际花曲折凄婉的爱情故事。这部名著被改编为歌剧和多个版本的电影，请查找这部小说的相关材料，了解整个故事的情节，按照一定的逻辑顺序整理成课件形式，对其进行介绍说明，并做好课上讲解的准备。

作品赏析

▶《茶花女》

故事导入

以悲剧收场的爱情故事

　　薇奥莱塔原来是个贫苦的乡下姑娘，来到巴黎后，开始了卖笑生涯。由于生得花容月貌，巴黎的贵族公子争相追逐，成了红极一时的"社交明星"。她随身的装扮总是少不了一束茶花，人称"茶花女"。后来被青年阿芒的爱情所感动，甘愿离开巴

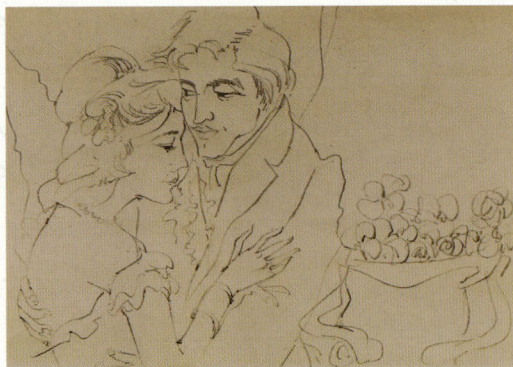

【图1　歌剧《茶花女》】

黎社交生活，与阿芒去乡间同居，靠变卖首饰过纯洁的生活。但阿芒父亲坚决反对儿子与薇奥莱塔的结合，在他的请求下，薇奥莱塔为顾全阿芒的家庭声誉，决定牺牲自己的幸福，返回巴黎。阿芒误以为薇奥莱塔变了心，他失魂落魄地来到巴黎，决心报复薇奥莱塔的"背叛"。他找到了薇奥莱塔，处处给她难堪。微奥莱塔面对阿芒的误会，伤心地劝他忘了自己，永远不要再见面。而阿芒在巴黎狂赌后，将赢得的金钱掷向薇奥莱塔，当众辱骂她没有良心，是个无情无义的娼妇，把爱情作为商品出卖。薇奥莱塔受精神打击，一病不起，却为信守诺言，不向阿芒澄清真相。阿芒父亲终于被薇奥莱塔所感动，向阿芒说明真情。阿芒赶到薇奥莱塔身边，她已奄奄一息，终于在阿芒怀中安静地停止了呼吸。

🗓 时代背景

歌剧的辉煌—— 19 世纪中叶

18世纪下半叶，曾被称为"音乐古国"的意大利远远地落后于德奥的音乐发展。直到19世纪以后，意大利重树其传统歌剧的旗帜，在欧洲恢复了它的重要地位，同法国、德国的歌剧并驾齐驱。在整个浪漫主义时期，意大利的音乐主要表现在歌剧领域。使意大利歌剧得以复兴的是罗西尼，他的歌剧《塞尔维亚理发师》至今仍有重大的影响。19世纪上半叶意大利出现了另外两位歌剧作曲家贝里尼和多尼采蒂，19 世纪中叶以后，威尔第则把意大利歌剧创作推向一个高峰，他最为著名的作品有《茶花女》《阿依达》《奥赛罗》等。

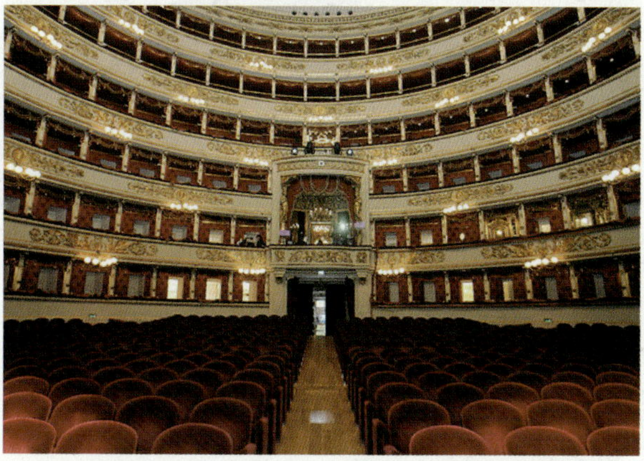

【图2 意大利 斯卡拉歌剧院】

🔍 作品导读

歌剧《茶花女》取材自小仲马的小说，由皮亚威改编成剧本，由威尔第创作完成。内容主要描述一位游走于巴黎上流社会的名交际花"茶花女"和一位来自正统家庭的年轻作家的爱情悲剧。威尔第创造性地运用"场"的手段，将咏叹调、宣叙调、合唱、重唱与独唱和乐队完美融合一起，使音乐根据戏剧情节动作的变化而连续贯通地发展，从而达到音乐和整个场面浑然一体。优美的旋律贯穿全剧，音乐准确地刻画出人物的内心世界，特别是男女主人公表达以对答互诉爱慕之情的《饮酒歌》，用明亮的色彩和跳跃的节奏表现了主人公对真诚爱情的渴望和赞美，充满青春的活力，脍炙人口。

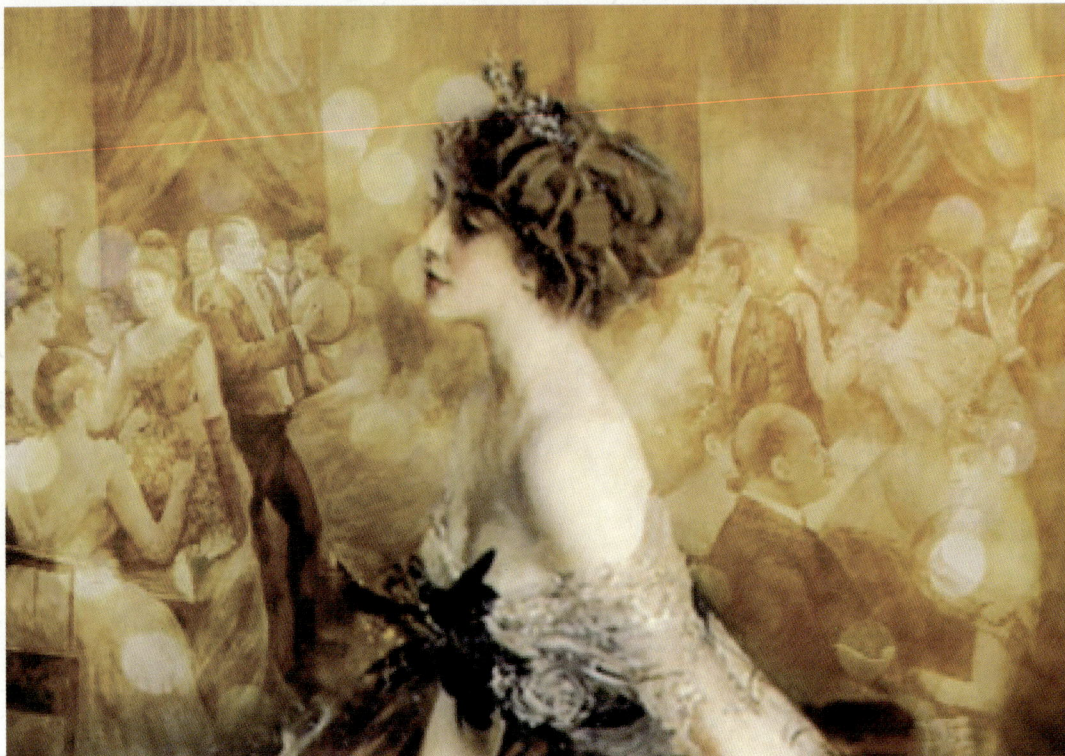

【图3　歌剧《茶花女》】

👍 欣赏要点

1.优美的旋律

威尔第的音乐旋律极富有形象性、抒情性，能生动具体地表现出剧中人物的性格和心理活动。《茶花女》中的旋律以民间曲调为基础，富于民族精神和民间气息。比如《饮酒歌》几乎已经成了民间歌曲了。

2.音乐形象的准确性

威尔第用音乐刻画人物的内心世界，角色性格。比如对薇奥莱塔的音乐形象刻画就是非常准确，一个形象是悲惨的、病弱的，而另一个侧面是轻浮的，尽情享乐的，通过不同的音乐表现出人物的两面性，达到戏剧效果。

认识艺术家

威尔第 (1813-1901)，意大利伟大的歌剧作曲家

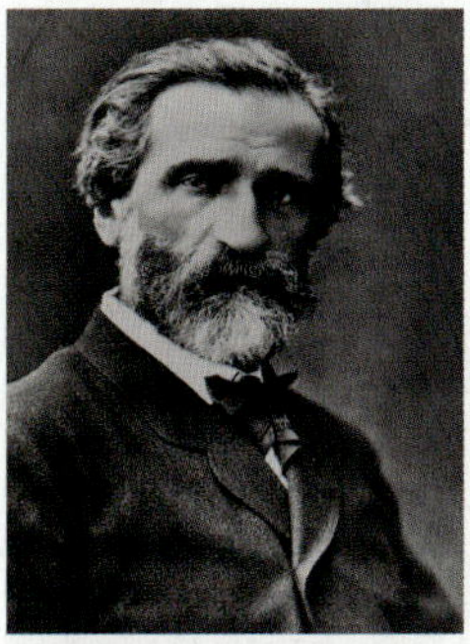

【图4 威尔第】

他13岁开始学音乐，1842年，创作了他的第二部歌剧《那布科王》，演出异常成功，一跃成为意大利第一流作曲家。他的初期作品是以民族的色彩写成的，在意大利风味的热情的旋律之外，他后来又加上了从巴黎学来的国际口音，他的成功也随着扩大起来。十九世纪五十年代是他创作的高峰时期，写了《弄臣》《游吟诗人》《茶花女》《假面舞会》等七部歌剧，奠定了歌剧大师的地位，使意大利歌剧放射出新的光芒。

体验与创造

任务说明 模仿经典唱段《饮酒歌》的歌唱和表演，体会主人公的内心情感。

跟着名作去旅行

时尚之都——米兰

意大利歌剧闻名世界，米兰是歌剧的中心。世界最为著名的斯卡拉大剧院代表着世界歌剧艺术的最高峰，有歌剧麦加之称，全世界有400多部著名歌剧在此首演。米兰还是著名的历史文化名城和世界时尚之都，全世界半数以上时装大牌的总部所在地。米兰属于地中海式气候，夏季炎热干燥，冬季温和多雨，它因建筑、时装、艺术、绘画、歌剧、足球、旅游闻名于世。在这里你既可以游览众多的文化古迹和博物馆，也可以到各大名品街感受时尚前沿的流行趋势。

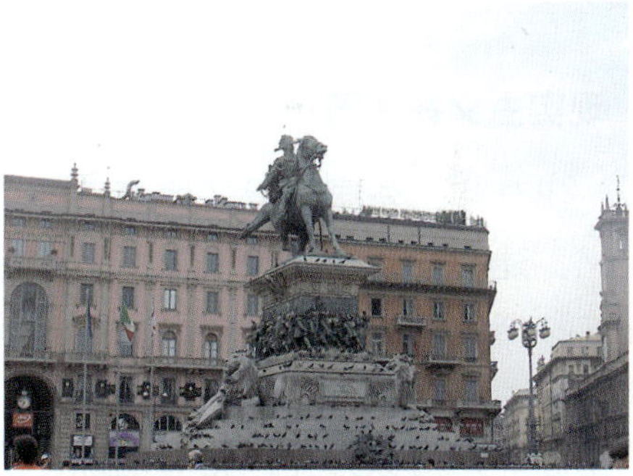

【图5 意大利 米兰】

▶《卡门》

故事导入

早逝的比才

著名歌剧《卡门》是世界上演率最高
的歌剧，也是法国音乐家比才最心爱的作
品，然而当时听众的鉴别力跟不上他的音
乐天赋，从而使他缺乏自信。这个歌剧于
1875年3月3日在巴黎喜歌剧院首演时，
观众的反应十分冷淡。首演的失败使比才
痛苦异常，据说当晚他在巴黎冷清的街道
上绝望地徘徊了一整夜，他不断地问："为
什么呢？为什么呢？"此后一直情绪消沉。

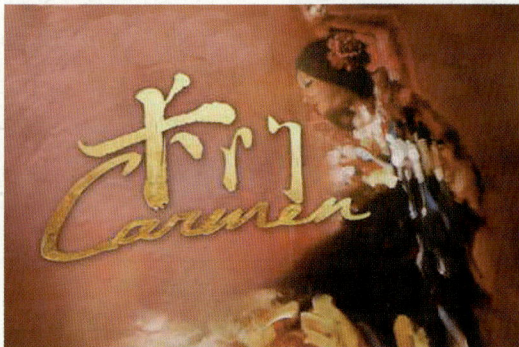

【图6　歌剧《卡门》】

三个月后比才由于心脏病猝发而死，当时还不满三十七岁。在他死后四个月，也就是
1875年10月23日，这部歌剧又在维也纳公演，获得极大成功。1904年12月，在巴黎
举行了歌剧《卡门》上演一千场纪念公演。这时如果他仍健在的话，才是一个76岁的
老人，可惜死后成名的比才没有等到这一天。

时代背景

现实主义在法国——十九世纪末

1871年，法国爆发了震撼欧洲的巴黎公社
起义，建立了世界史上第一个无产阶级政权。
在这种情况下，不仅封建时代的思想观念被不
断清除，资本主义制度的种种弊病也暴露无遗，
贫富悬殊，两极分化，犯罪增加，阶级矛盾日
益尖锐。资产阶级革命高潮中的理想、热情和
英雄主义也都逐渐消散，形成了冷静务实的社
会风尚。"描写人生，贴近真相"成为批判文学

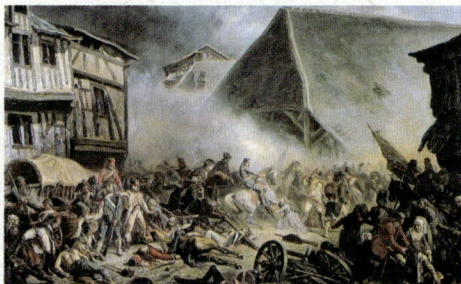

【图7　巴黎公社起义】

的重要准绳。这时期最富有远见的理论家狄德罗还创立了现实主义的美学体系，提出
了打破悲剧与喜剧的界限，描写普通人生活的现实主义戏剧理论。

作品导读

　　歌剧《卡门》是法国作曲家比才的最后一部歌剧，完成于1874秋。该剧主要塑造了一个相貌美丽而性格倔强的吉卜赛姑娘——烟厂女工卡门，演绎了她与军人班长唐·豪塞之间的爱情故事。这部歌剧的音乐旋律紧凑，节奏充满活力，人物的性格描写逼真细腻，造成许多戏剧高潮。比才将民间因素、喜剧因素和悲剧因素融为一体，使得音乐具有粗犷的自然美，充满了强烈的民间特点，热情、奔放。其中《序曲》《哈巴奈舞曲》《塞吉迪亚舞曲》《阿拉贡舞曲》《吉普赛之歌》《斗牛士之歌》等众多脍炙人口的旋律，高潮迭起，撼人心魄。

【图8　歌剧《卡门》】

欣赏要点

1.悲剧与喜剧的融合

　　歌剧《卡门》综合运用了悲剧、喜剧和民间音乐三种要素，并将三者成功地融合在一起。

2.充满活力的音乐节奏

　　这部歌剧音乐的旋律紧凑，和声的音域宽广，节奏充满活力，很好地表现了人物激动的情绪和紧张的戏剧冲突。

认识艺术家

乔治·比才 (1838-1875)，法国作曲家

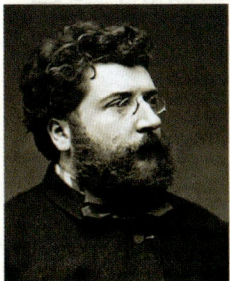

【图9　比才】

　　生于巴黎，世界上演率最高的歌剧《卡门》的作者。九岁起即入巴黎音乐学院学习作曲，后到罗马进修三年。1863年写成第一部歌剧《采珍珠者》。1870年新婚不久即参加国民自卫军，后终生在塞纳河畔的布基伐尔从事写作。在音乐中他把鲜明的民族色彩，富有表现力的描绘生活冲突的交响发展，以及法国的喜歌剧传统的表现手法熔于一炉，创造了十九世纪法国歌剧的最高成就。

学习检测

单选题

1. 歌剧这种艺术形式诞生在哪个国家？（　　）

    A. 意大利　　　　　B. 希腊　　　　　C. 法国　　　　　D. 奥地利

2. 歌剧《茶花女》是哪位意大利著名作曲家的作品？（　　）

    A. 罗西尼　　　　　B. 比才　　　　　C. 威尔第　　　　　D. 普契尼

3. 歌剧《茶花女》是根据哪一位作家的同名小说改编的？（　　）

    A. 大仲马　　　　　B. 小仲马　　　　　C. 司汤达　　　　　D. 简·奥斯汀

4. 歌剧《卡门》的音乐是下列哪位音乐家创作的？（　　）

    A. 罗西尼　　　　　B. 比才　　　　　C. 威尔第　　　　　D. 普契尼

多选题

1. 下列哪几段音乐出自歌剧《卡门》？（　　）

    A.《卡门序曲》　　B.《哈巴奈舞曲》　　C.《吉普赛之歌》　　D.《斗牛士之歌》

2. 除了《茶花女》之外下列哪几部作品是19世纪意大利音乐家威尔第创作的歌剧作品？（　　）

    A.《弄臣》　　　　B.《游吟诗人》　　C.《图兰朵》　　D.《假面舞会》

3. 下列属于19世纪意大利以歌剧著称的作曲家有哪几位？（　　）

    A. 罗西尼　　　　　B. 瓦格纳　　　　　C. 威尔第　　　　　D. 普契尼

应用与提升

▶ 在拓展欣赏的作品中选择一幅作品进行探究和分析，并完成作品分析图表。

赏析维度	信息采集
作品名称	
作者信息	
创作背景	
音乐体裁	
主题内容	
音乐情绪与气氛	
音乐旋律与节奏	

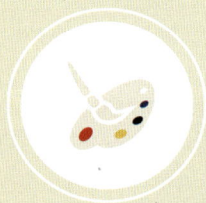

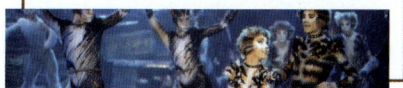

模块 ⑫

音　乐　剧

音乐剧

模块十二｜音乐剧

PPT

学 习 目 标

  通过对《猫》和《歌剧魅影》为代表的音乐剧作品进行对比赏析，初步了解音乐剧的艺术特点，聆听和感悟音乐剧中经典唱段的艺术表现力。

学习准备

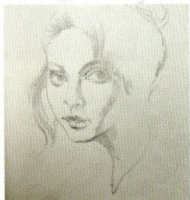

  莎拉·布莱曼是享誉世界的跨界音乐人、女高音歌唱家，也是多部音乐剧的主唱，请同学收集莎拉·布莱曼的相关信息资料，按照一定的逻辑顺序整理成课件形式，对其进行介绍说明，并做好课上讲解的准备。

作品赏析

▶《猫》

故事导入

  2012年9月，享誉世界的百老汇音乐剧《猫》的中文版在上海首演，演员们正在上海紧锣密鼓地进行魔鬼式训练。另一边，位于北京的造型制作工作也已经全面启动。音乐剧《猫》的造型被誉为世界仿生造型设计中的经典范本，也是《猫》粉关注的一大亮点。全部手工打造从人变猫的神奇装备近1500件，需要整整9个超大集装箱才能装完。单就演员服装就需要30

【图1　音乐剧《猫》】

遍漂染、5遍染色、特殊蒸制、完全手工共56道工序。正是考究的道具制作让猫的形象栩栩如生，肥嘟嘟的加菲猫、光溜溜的暹罗猫，音乐剧《猫》中每一只猫的形象都

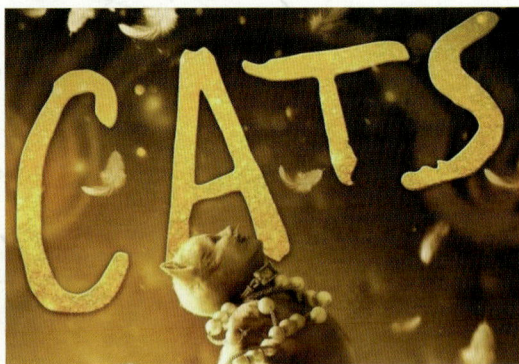

能和现实中的猫——对应，脸上有写实的彩绘图案，头上粘贴了毛发和耳朵，再加上仿真的紧身服装，观众们仿佛置身真正的猫的世界当中。

时代背景

百老汇的产业转变——20世纪80年代

自从19世纪开始，纽约百老汇大道就已经成为美国戏剧文化中心。百老汇歌舞艺术的特点是通俗易懂、娱乐性强；舞台布景富丽堂皇，加上各种现代化的科技手段，配合声响、灯光，使得舞台表演变幻莫测，具有很强的观赏性和娱乐性。对于推动美国戏剧、歌舞表演艺术起到了不可估量的贡献。自20世纪80年代以来百老汇的演艺产业发生新的变化，呈现出覆盖范围全球化、创意制作工业化、戏剧创作商业化的特点。

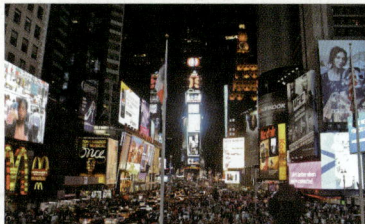

【图2 纽约 百老汇大道】

作品导读

《猫》是英国作曲家安德鲁·劳伊德·韦伯的撼世杰作，该剧无与伦比地囊括了1983年百老汇的七项托尼奖，并包揽了伦敦、纽约所有戏剧大奖。《猫》的剧本取材于英国诗人T·S·艾略特的诗作《擅长装扮的老猫精》，由原诗的15段改为19段，共分为两幕，以杰里科猫们一年一度的月圆之夜升天大会为故事背景，讲述形形色色的猫纷纷登场，聚集在垃圾场内，等待着百岁高龄的首领老杜特洛诺米的到来。它们尽情地用歌声和舞蹈来讲述自己的故事，希望能够被选中升入天堂后重获新生。此剧是以简单的戏剧结构来承载舞蹈、音乐及舞美等元素来展现百老汇式的音乐剧。在整体音乐展现上它沿用以节奏多变的爵士音乐风格来贯穿全剧，再配以多种元素的电子音乐作为辅助勾勒，描绘出一台梦幻般音乐世界。

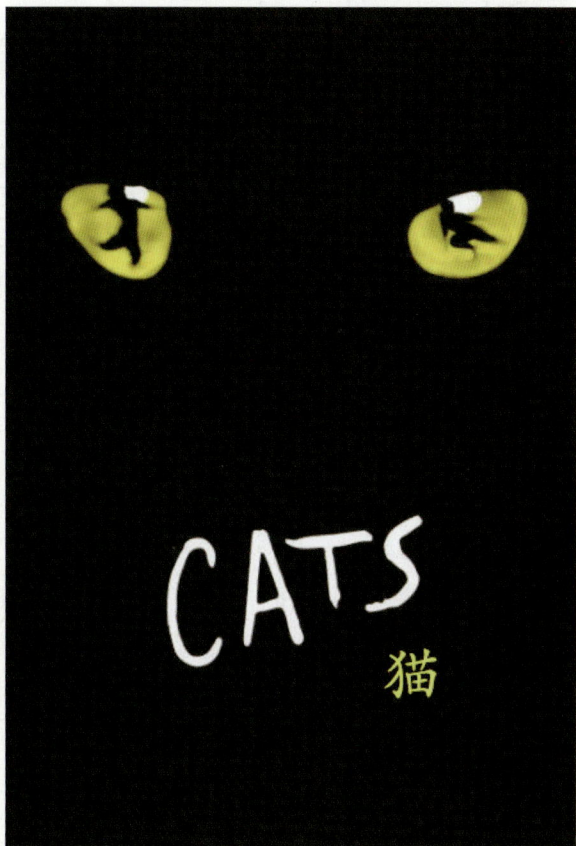

【图3 音乐剧《猫》】

👍 欣赏要点

1.猫的人格化

《猫》的故事就是一个现代寓言，世态炎凉，人情冷暖，应有尽有。在《猫》剧中，形形色色，不同性格的猫，如"领袖猫""魅力猫""摇滚猫""富贵猫""保姆猫""剧院猫""犯罪猫""迷人猫""英雄猫""超人猫""魔术猫"等，人们往往能够通过剧中的角色找到现实中的自己。

2.歌曲《回忆》

"魅力猫"是全剧最重要的角色。她年轻时是猫族中最美丽的一个，厌倦了猫族的生活到外面闯荡，但尝尽了世态炎凉，再回到猫族时已经变成一只蓬头垢面、丑陋无比的老猫了。猫儿们不愿接受这个背叛猫族的流浪者，整个猫族对她非常敌视。她以一曲《回忆》平息了所有猫儿对她的敌意，唤起了对她的深深同情和怜悯。

👤 认识艺术家

安德鲁·洛伊德·韦伯，音乐剧作曲家

【图4 安德鲁·洛伊德·韦伯】

1948年生于英国的音乐世家，他从小受到音乐熏陶，7岁开始作曲，他在16岁时获得牛津大学奖学金，但只读了一年即辍学。19岁进入皇家音乐学院学习管弦乐编曲。截至2013年，他一共创作了13部音乐剧，一部声乐套曲，一组变奏曲，两部电影配乐和一首安魂曲，获得7次托尼奖，7次奥利弗奖，3次格莱美奖，并且凭借《艾薇塔》中的歌曲《You Must Love Me》赢得奥斯卡和金球奖的最佳原创歌曲奖。

体验与创造

任务说明	音乐剧《猫》中的表演生动形象，从中选择一只你喜欢的猫，仔细观察演员的表演，并伴随着音乐模仿这只猫的表演，体会音乐剧中表演的与音乐的紧密关系。

世界金融中心——纽约

纽约是美国第一大都市和第一大港口，是全世界金融中心之一，还是联合国总部所在地。曼哈顿岛是纽约的核心，也是美国的金融中心，南部的华尔街是美国财富和经济实力的象征。曼哈顿以中央公园为中心耸立着超过5500栋高楼，是世界上最大的摩天大楼集中区。代表性的建筑有帝国大厦、克莱斯勒大厦、洛克菲勒中心以及后来的世界贸

【图5　美国 纽约】

易中心等。百老汇大道贯穿曼哈顿岛，这里是美国戏剧艺术的活动中心，旁边就是著名的时代广场。这里还有众多的博物馆、美术馆、图书馆、科学研究机构和艺术中心，大都会博物馆、纽约现代艺术艺博物馆、古根海姆博物馆都是艺术爱好者必去的地方。

▶《歌剧魅影》

故事导入

克里斯汀是巴黎歌剧院的一名默默无闻的小演员，在一个偶然的机会中，她那天使般美妙的歌声立刻受到了观众的热烈欢迎，旋即成为巴黎剧坛的新宠儿。克里斯汀之所以能够有如此出色的表演，是因为有位神秘的老师暗中教授克里斯汀歌唱。这位老师就是巴黎歌剧院人人谈之色变的"剧院幽灵"。他的真名叫埃里克，是个集音乐家、建筑师和魔术师于一身的奇

【图6　音乐剧《歌剧魅影》】

才。然而不幸的是，他的面孔被毁了容，外表极其丑陋，因此常常使人受到惊吓并遭到人们的厌恶，所以他不得不戴上面具，栖身于巴黎歌剧院迷宫般的地下室中，成为传说中亦人亦鬼的"幽灵"。

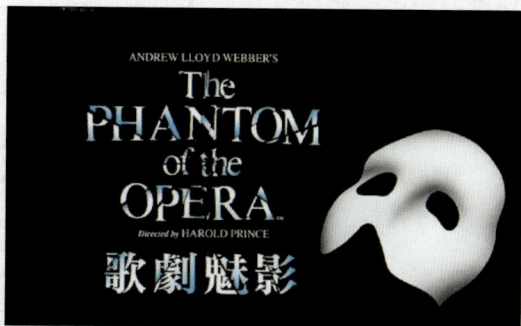

"剧院幽灵"希望克里斯汀留在自己身边，而克里斯汀真正爱的是她小时候的玩伴、

英俊富有的拉乌尔子爵，克里斯汀和拉乌尔的互相表白让"剧院幽灵"撕心裂肺。他将克里斯汀劫持到地下室，拉乌尔和一个波斯人随后赶到，但却不幸落入了"剧院幽灵"设下的套索。"剧院幽灵"要克里斯汀做出选择：是跟他走，还是眼看着自己的爱人以及歌剧院中所有的人一起丢掉性命。克里斯汀在他的胁迫下含恨答应嫁给他。此刻，"剧院幽灵"忽然转念，他决定放这对年轻的恋人出去，因为他明白克里斯汀永远不会爱他，他的一番苦心也永远不会有结果。从此以后，"剧院幽灵"的身影便从巴黎歌剧院永远地消失了。

📅 时代背景

音乐剧的英伦化——20世纪70—80年代

20世纪70—80年代，"音乐剧"的创作热潮转向伦敦，英国创造了与美国风格大不相同的"音乐剧"，出现了一批英国"音乐剧"经典剧目，引起全世界的瞩目。尤其是作曲家安德鲁·劳埃德·韦伯的《猫》《歌剧魅影》和《日落大道》，以及法国作曲家勋伯格根据雨果名著《悲惨世界》创作而在伦敦大放异彩的音乐剧《悲惨世界》，都成了世界各地竞相上演的保留剧目，它们在音乐和戏剧上都有了突破和飞跃。

🔍 作品导读

《歌剧魅影》是韦伯的一部经典之作，改编自法国作家卡斯顿·勒鲁的小说。这是一部折射着后现代魅力的剧作，描写了巴黎歌剧院里的幽灵爱上年轻女演员克里斯汀的故事。惊险的剧情、恐怖的气氛、充满悬念的紧张感通过精彩的音乐呈现在舞台上，被奉为四大音乐剧之首。音乐剧保留了小说原作的风格又使之更适合舞台演出，提升了作品的观赏性。巧妙的戏中戏令观众徘徊于现实与虚幻之间。该剧1986年在伦敦首演，由麦克尔·克劳福德和莎拉·布莱曼担任男女主角，是史上最成功的音乐剧之一。

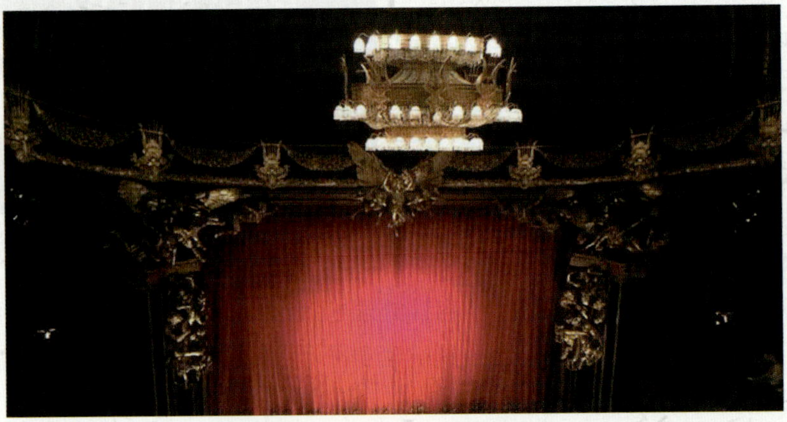

【图7　音乐剧《歌剧魅影》】

👍 欣赏要点

1. 主题音乐的反复表现

在全剧中，一首 "All I Ask of You" 的旋律反复出现，拉乌尔与幽灵对这首歌的不同演绎表现了他们各自对于女主角克里斯汀不同的爱情，最后这一主题在管弦乐中浮现，显示了爱情最终战胜了悲剧。

2. 歌曲《The Music of the Night》

这首歌曲中文译为《夜之乐章》，是音乐剧中魅影在把克里斯汀带到地宫后的二重唱，旋律激情澎湃，充分表现了男女主人公的内心情感，得到不小的赞誉，也成了欧美名曲之一。

👤 认识艺术家

莎拉·布莱曼，1960 年 8 月 14 日出生于英国的跨界女高音

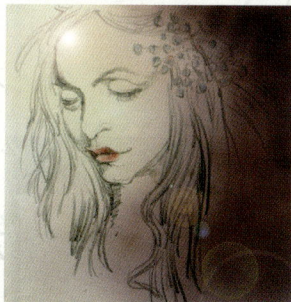

【图8　莎拉·布莱曼】

世界古典跨界音乐的开创者和标志性艺人，是世界乐坛的一个天后级人物。莎拉·布莱曼1981年因饰演音乐剧《猫》中的小猫 "Jemima" 进入公众视野，1985年因出演韦伯创作的与三大男高音之一的多明戈合作的《安魂曲》获得格莱美最佳古典女艺人奖，1987年饰演著名音乐剧《歌剧魅影》女主角一炮而红。1990年离开音乐剧舞台，开始对古典跨界音乐的探索。1996年与盲人男高音安德烈·波切利演唱的一曲《Time to say goodbye》横扫世界乐坛，创下超过1200万张的单曲销售记录。她是世界上唯一一位在两届奥运会开闭幕式上演唱过奥运会主题曲的女歌唱家。

体验与创造

任务说明　The Phanrom of the Opera 是音乐剧《歌剧魅影》的同名主题曲，男女主人公的二重唱给人们带来听觉的震撼，结合这段音乐和画面气氛，感受主人公的内心世界，完成一项填色游戏。在一个纵横各4行宫16个方格的纸上填色，每个格子填一种颜色，让整个填色效果与这段音乐的气氛和情绪相呼应。

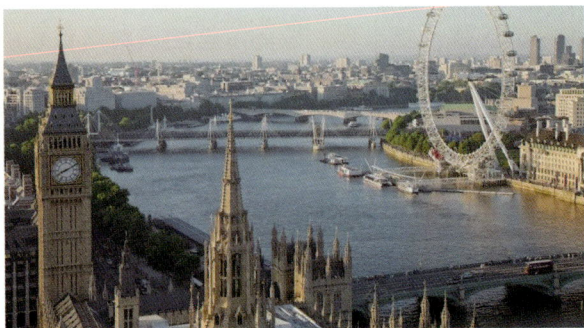

【图9 英国 伦敦】

伦敦是英国首都，是英国的政治、经济、文化、金融中心和世界著名的旅游胜地，有数量众多的名胜景点与博物馆。伦敦市区横跨泰晤士河，28座建筑风格不同的桥梁把泰晤士河两岸连成一片。滑铁卢大桥是英国人为纪念威灵顿将军击败拿破仑而命名的。最漂亮的大桥是伦敦塔桥，这座塔桥风格独特，气势磅礴，在两个巨大的桥墩上建有5层楼的高塔。威斯敏斯特宫坐落在泰晤士河的西岸，现为英国议会所在地，宫殿东北角是高达97米的钟楼，钟楼上就是著名的"大本钟"。市区的西部有著名的海德公园，北面有大英博物馆，南面有白金汉宫。

分析与归纳

完成两部音乐剧作品对比分析图表

欣赏维度	《猫》	《歌剧魅影》	备选项
戏剧原著			A. 诗歌 B. 小说
音乐风格			A. 古典音乐 B. 现代音乐 C. 古典与现代相结合
音乐气氛			A. 恐惧、刺激 B. 热烈、奔放
舞蹈风格			A. 芭蕾 B. 爵士 C. 现代 D. 踢踏
经典唱段			A.《回忆》 B.《歌剧魅影》

知识要点

1.**音乐剧**：是一种综合了戏剧、音乐、舞蹈的大众表演艺术，是一种音乐舞台剧。通过歌唱、对白、表演、舞蹈、音乐、肢体动作等的紧密结合，把故事情节以及其中所蕴含的情感表现出来。

2.**音乐剧艺术的特点**

（1）**综合性**：指音乐、舞蹈、表演，特别是话剧表演和独白等各种艺术形式的有机结合。

（2）**现代性**：它不再用传统的音乐舞蹈和简单的舞台技术。在音乐方面，不再坚持美声唱法，而是用最符合当代观众需求的流行唱法以及各种流行音乐元素；舞蹈比重大大增加，并以现代舞为主。

（3）**多元性**：不再坚持单一艺术形式，演唱有古典唱法和各类通俗唱法，题材从古代到现代，从科幻到神化无所不有。

拓展欣赏

1.《悲惨世界》，由法国音乐剧作曲家克劳德－米歇尔·勋伯格和阿兰·鲍伯利共同创作的一部音乐剧。

改编自法国文学巨匠雨果同名小说，成为伦敦西区上演年期最长的音乐剧。故事以1832年巴黎共和党人起义为背景，讲述了主人公冉阿让在多年前遭判重刑，假释后计划重新做人、改变社会，但却遇上种种困难的艰辛历程。

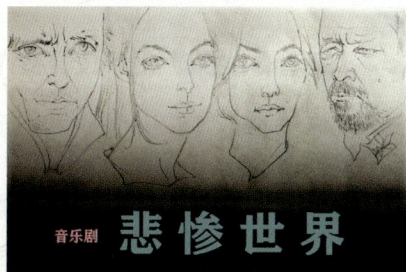

【图10　音乐剧《悲惨世界》】

2.《波西米亚女郎》选自由法国文学巨匠雨果巨著同名音乐剧《巴黎圣母院》，由吕克·普拉蒙东谱词，理查德·勾强特作曲。

音乐美妙绝伦，流行元素与古典美声完美结

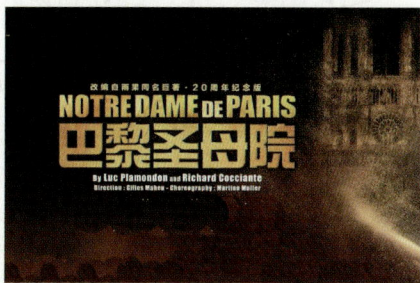

【图11　《巴黎圣母院》】

合，作品以一种极现代舞台方式诠释了原著中无限的浪漫和炽热的人文热情。这首歌曲是主人公吉普赛女郎埃斯梅拉达唱给卫队长腓比斯的歌，流浪旋律与歌词带着迷茫，自由的节奏欢快热烈，思乡的歌曲化作为奔淌不息的安德鲁西亚河。

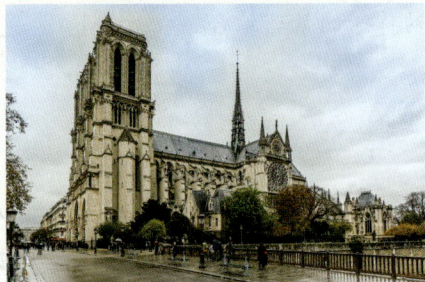

【图12《巴黎圣母院》】

3.《美人》选自音乐剧《巴黎圣母院》。

优美的前奏涤荡尘嚣，时空仿佛凝固成静止的雕塑。卡西莫多粗哑沧桑、弗洛罗阴郁暗沉、腓比斯华丽飘逸，三条不同的声线组合成梦幻般的三重唱，交织成一幅色彩斑斓的油画，描绘着爱丝梅拉达传奇般的美，唱出对于爱丝梅拉达的爱慕与渴望，赞颂她的天使之美、致命魅惑以及性感风情。

学习检测

单选题

1. 音乐剧《猫》是哪位著名作曲家的作品？（　　）

　　A.韦伯　　　　　　B.勋伯格　　　　　　C.阿兰·鲍伯利　　　D.理查德·勾强特

2. 贯穿音乐剧《猫》全剧的是以下哪种音乐风格？（　　）

　　A.古典交响乐　　B.爵士乐　　　　　　C.摇滚乐　　　　　　D.轻音乐

3. 音乐剧《歌剧魅影》是根据下列哪位作家的小说改编的？（　　）

　　A.雨果　　　　　　B.司汤达　　　　　　C.巴尔扎克　　　　　D.卡斯顿·勒鲁

4. 音乐剧《歌剧魅影》描写的故事发生在哪个歌剧院？（　　）

　　A.伦敦歌剧院　　B.大都会歌剧院　　C.巴黎歌剧院　　　　D.慕尼黑歌剧院

1.下列哪几项内容是音乐剧不同于歌剧的地方?（　　）

　A.不再坚持用美声唱法　　　　　　B.主要运用流行音乐元素

　C.载歌载舞、歌舞并重　　　　　　D.无伴奏的独白

2.下列作品中被誉为世界著名四大音乐剧的是哪几部作品?（　　）

　A.《猫》　　　　B.《西贡小姐》　　　C.《歌剧魅影》

　D.《悲惨世界》　　E.《巴黎圣母院》

3.下列作品中哪几部是世界著名戏剧作曲家韦伯创作的音乐剧作品?（　　）

　A.《猫》　　　　B.《日落大道》　　　C.《歌剧魅影》　　　D.《悲惨世界》

应用与提升

▶在拓展欣赏的作品中选择一部音乐作品进行探究和分析，并完成作品分析图表。

赏析维度	信息采集
作品名称	
作者信息	
创作背景	
音乐体裁	
主题内容	
音乐情绪与气氛	
音乐旋律与节奏	

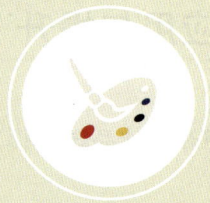

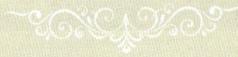

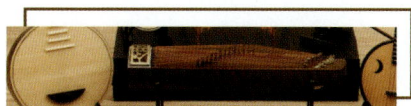

中 国 民 族 器 乐

中国民族器乐

模块十三 | 中国民族器乐

学习目标

通过对《流水》和《十面埋伏》等作品为代表的中国民族器乐曲进行对比赏析，初步了解中国民族器乐曲的艺术特点，聆听和感悟中国民族器乐曲作品美感和意境。

学习准备

民间有"中国古代十大名曲之说"，你知道几首呢？

请查阅相关资料，选择其中的几首作品进行聆听和学习，收集相关信息资料，按照一定的逻辑顺序整理成课件形式，对其进行介绍说明，并做好课上讲解的准备。

作品赏析

▶《流水》

故事导入 微课1

知音不在，古琴为谁

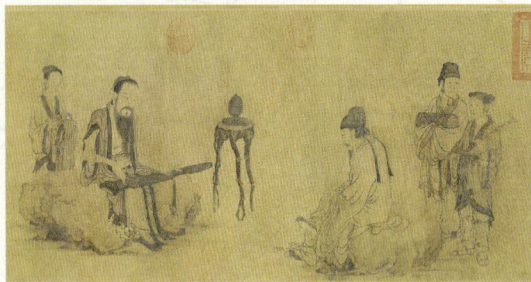

【图1 伯牙与钟子期】

春秋时期晋国大夫伯牙奉命出使楚国。因遇大风，只好在汉阳江口停留。待风平之后，伯牙站立船头，仰视明月，俯视江面水波，琴兴大发，便抚琴而弹。一曲即终，忽从草丛中跳出一个樵夫来，此人对伯牙的琴艺赞叹不已。

伯牙大惊，便问道："你会听琴，你能识琴之优劣吗？"

樵夫接琴观之，答道："此琴叫瑶琴，是伏羲氏所造，取树中良材梧桐的中段做成。"伯牙听罢，便又调弦抚琴，时而雄壮、高亢，时而舒畅、流利。樵夫时而曰："善哉，峨峨乎若泰山。"时而曰："善哉！洋乎若江河。"

伯牙大喜，推琴而起，使礼而问道："天下贤士，请教高名雅姓？"樵夫还礼，说："在下姓钟，字子期。"伯牙叹曰："识满天下，知心能几人。"即命童子焚香，燃烛，与子期结为兄弟。并相约来年中秋再在此地相会。

第二年中秋时节，伯牙如期而至，谁料想此时已是与好友阴阳相隔，子期已离他而去。伯牙在子期的坟前，抚琴而哭，弹了一曲《高山流水》，曲终，以刀断弦。并仰天而叹："知己不在，我鼓琴为谁？"说毕，琴击祭台，琴破弦绝。后人感其事，就在汉阳龟山尾部，月湖侧畔筑一琴台，以资纪念。

📅 时代背景

百家争鸣——春秋

春秋是指自中国历史公元前770年至公元前476年这段历史时期，周王室的势力减弱，诸侯群雄纷争，小诸侯国纷纷被吞并，强大的诸侯国在局部地区实现了统一。春秋时期，王室独占音乐文化的局面已经一去不返，各国乐师适应各诸侯国统治者的享乐需要，开拓出一个较之前代范围更加广阔的音乐天地。春秋战国是中国文化大发展的时期，诸子百家，学者文人辈出，形成百家争鸣的局面。而当文人抑郁不得志之时，选择由儒入道，将关注点从纷攘的外界拉回到丰富的内心，逍遥隐逸，寄情山水，亲近广阔的大自然，借古琴"清、和、淡、雅"的音乐品格寄寓风凌傲骨、超凡脱俗的处世心态。

🔍 作品导读

《流水》当属古琴曲中之佳作，传为春秋时的琴师伯牙所做，最早见于明代朱权的《神奇秘谱》。《高山流水》本来是一曲，初志在乎高山，言仁者乐山之意，后志在乎流水，言智者乐水之意。到唐代，分为《高山》和《流水》两曲，不分段数。至宋《高山》分为四段，《流水》为八段。现在弹《流水》都是根据清末张孔山所传川派古琴

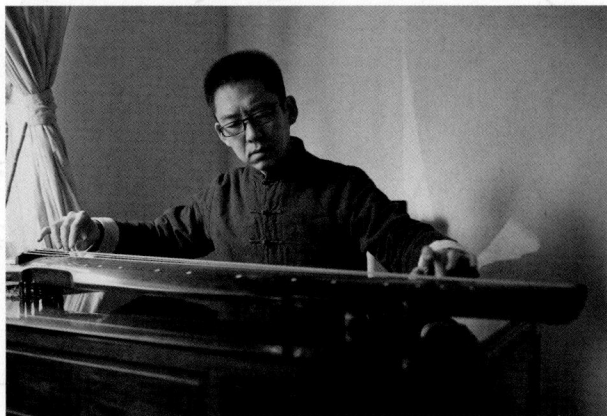

【图2 古琴演奏】

曲《流水》进行演奏,分为九段。作者通过乐曲对山川河流等自然景观进行了酣畅淋漓的极致表现,高山的巍峨雄伟,河流的奔腾浩荡、一泻千里,都在乐曲的音符中——跃出,给听者带来身临其境的画面感。

👍 欣赏要点

1. 体会音乐的画面感

琴声穿越寂静的山林,时而浅如坠玉,时而亢似龙吟,时而清冷缠绵,时而澎湃浩荡,随着阵阵松风,汇入山泉,漫入岚岫,或潺潺切切,或湍急澎湃,给听者带来身临其境的画面感。

2. 递进的音乐节奏

根据张孔山所传川派古琴曲《流水》,全曲由九段和一个尾声组成,第一段:引子部分,旋律在宽广的音域内不断跳跃和变换音区,高山之巅,云雾缭绕,飘忽不定;第二、三段:清澈的泛音,活泼的节奏奏出山涧溪流,淙淙铮铮,清清冷冷;第四、五段:如歌旋律,行云流水;第六段:跌宕起伏的旋律,大幅度上、下滑音,仿佛坐危舟过巫峡,目眩神移,惊心动魄;第七段:在高音区连珠似的泛音群,先降后升,恰如轻舟已过万重山;第八段:变化再现前面如歌的旋律,并加入了新的音乐材料,段末流水之声再起,令人回味;第九段:颂歌般的旋律由低而上引发,富于激情,最后结束在宫音上;八、九两段属于古琴结构中的"复起"部分;尾声的泛音使人们沉浸在琴音中赞叹知音之声的美妙。

3. 运用丰富的指法进行拟音

《流水》是一首极具表现力的乐曲,充分运用"滚、拂、打、进、退"等指法及上、下滑音,生动地描绘了流水的各种情态。尤其是大量滚拂指法连续使用产生快速连续的音阶下行上行,产生流水绵绵不绝的音响效果,结合速度与力度的变化,栩栩如生地描绘了流水时而波涛汹涌、时而沉静平缓的奇妙景象。

认识艺术家

伯牙是春秋时期晋国的上大夫，原籍是楚国郢都（今湖北荆州）

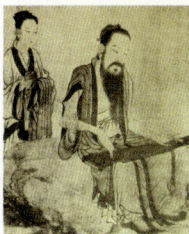

【图3　伯牙】

经过考证，伯牙原本就姓伯，说他"姓俞名瑞，字伯牙"是明末小说家冯梦龙在小说中的杜撰，而在此之前的《列子》与《荀子》《史书》《琴操》等书中均为"伯牙"。伯牙是当时著名的琴师，善弹七弦琴，技艺高超。既是弹琴能手，又是作曲家，被人尊为"琴仙"。琴曲《高山》《流水》和《水仙操》传说中都是伯牙的作品。

体验与创造

任务说明　从表现山泉、江河的摄影作品中区分水流的不同状态，结合古琴曲《流水》的音乐形象的变化对这些摄影作品进行归类和排序。

跟着名作去旅行

九省通衢——汉阳

汉阳，汉水之阳。春秋时属于楚国，建城时间可追溯到三国时期。如今汉阳是湖北省武汉市的辖区，与汉口、武昌隔江鼎立构成武汉三镇。独居一镇的汉阳区，东濒长江，北依汉水，是京广铁路大动脉与长江黄金水道十字交汇的中心，历来有"九省通衢"之称。

汉阳淡水资源丰富，墨水湖、南太子湖、北太子湖、龙阳湖、三角湖、后官湖连接贯通，构建了"六湖连通"的生态廊道，形成各

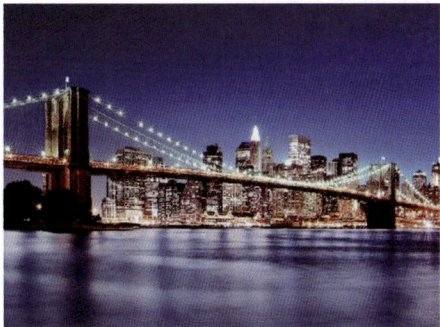

【图4　武汉　汉阳】

具特色的滨水景观，营造优美的湖光山色。这里流传着大禹治水、伯牙钟子期高山流水遇知音、关羽洗马、李白夜游的传说，从而留下了古琴台、归元禅寺、钟子期墓、祢衡墓、晴川阁等历史文化遗迹。

▶《十面埋伏》

悲剧英雄的穷途末路

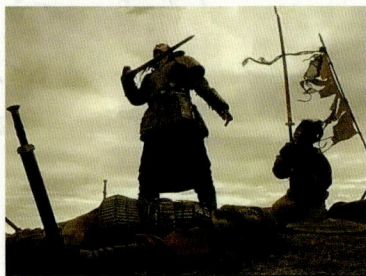

【图5　项羽兵败乌江】

楚汉之争后期，项羽的军队驻军在垓下，士兵越来越少，粮食也吃没了，刘邦的汉军和韩信、彭越的军队围了好几层。夜晚，听到汉军的四周都在唱着楚地的歌谣，项羽大惊失色地说："汉军把楚地都占领了吗？"项羽就在夜里爬起来，到军帐中喝酒。回想过去，有美丽的虞姬，常陪在身边，有宝马良驹，常骑在胯下。而今……于是项羽就慷慨悲歌，自为诗曰："力拔山兮气盖世，时不利兮骓不逝。骓不逝兮可奈何，虞兮虞兮奈若何！"并和他最宠爱的妃子虞姬一同唱和。歌数阕，潸然泪下，在一旁的人也非常难过，低着头一同哭泣。唱完，虞姬自刎于项羽的马前，项羽英雄末路，带了800余名骑士突围，最终只余下28人。待项羽拼杀到乌江边上时，他已血透征袍，只有单枪匹马了。他感到无颜面对江东父老，最终自刎于江边。

📅 时代背景

楚汉之争——公元前206 — 公元前202年

中国秦末爆发了大规模的农民起义，公元前207年汉初，刘邦、项羽相继率兵入关推翻秦王朝。之后，项羽和刘邦之间为争夺封建统治权力进行了历史4年多的战争，因项羽自封西楚霸王，刘邦为汉王，故称这场战争为"楚汉之争"。由于项羽不善用人，在政治上、军事上连连失策使刘邦得以调兵遣将完成对项羽的战略包围。公元前204年汉军在成皋大破楚军，公元前202年12月项羽被围困于垓下，汉军四面唱起楚歌，楚军将士无斗志，项羽率少数骑兵突围至乌江自刎而死。楚汉战争最后以刘邦夺取天下建立西汉王朝而告终。

🔍 作品导读

《十面埋伏》是传统琵琶大曲，又称《淮阴平楚》。关于乐曲的创作年代迄今无一定论，本曲现存乐谱最早见于1818年华秋萍编的《琵琶谱》，乐曲描写公元前202年楚汉战争垓下决战的情景。全曲气势恢宏，动人心魄，在演奏中运用拂弦、满轮、扫弦、推拉双弦这些技巧手法，表现万马奔腾的气势，再现了一幅幅惊心动魄的古战争场面，表现出了当时项羽被大军包围时走投无路的场景，为中国古典音乐中的上乘佳作。

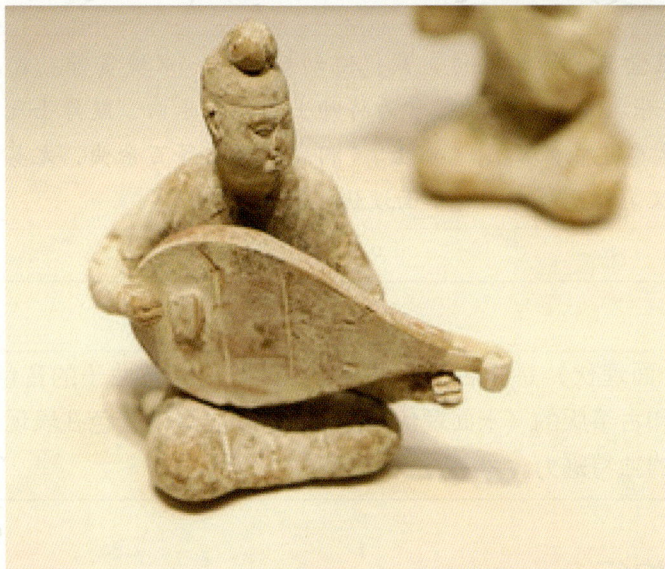

【图6　琵琶陶俑】

👍 欣赏要点

1.分辨主题段落

《十面埋伏》作为表现历史战争题材的乐曲，有着鲜明的叙事特征。乐曲的发展根据战争的过程按时间次序进行，并将每一个乐段都标上主题，还原了战争的刀光剑影。全曲由十段组成，分为三部分。第一部分为五个分段，分三个层次；第一层次"列营"，第二层次"吹打""点将"，第三层次"排阵""走队"，描写作战前的准备阶段。第二部分描绘古战场上的战斗情景，音乐表现上也有三个层次，即"埋伏""鸡鸣山小战""九里山大战"这三个分段。"大战"一段，是全曲的高潮，它表现为两军最后激烈的搏斗。第三部分有两个分段"项王败阵"和"乌江自刎"。这种标题性音乐其曲调与情节更加贴切，也给了听者更多的欣赏提示。

2.表现惊心动魄的战争场面

我国琵琶独奏曲的体裁通常有文曲和武曲两种。《十面埋伏》是一首著名的琵琶武曲，气势恢宏，动人心魄，在演奏中运用拂弦、满轮、扫弦、推拉双弦这些技巧手法，表现万马奔腾的气势，再现了一幅幅惊心动魄的古战争场面。

认识艺术家

汤应曾，邳州人，外号"汤琵琶"，明末清初北方著名的琵琶演奏家

据王猷定《四照堂集·汤琵琶传》载：他幼好音律，家境贫苦。曾应召随征西王将军至嘉峪关、张掖、酒泉一带，常为将帅士兵弹奏乐曲，鼓舞士气。汤应曾琵琶技艺高超，能弹《胡笳十八拍》《塞上》《洞庭秋思》等百余曲，尤其擅长《楚汉》。一般认为《楚汉》即琵琶大曲《十面埋伏》的前身。

体验与创造

任务说明 《十面埋伏》是著名的琵琶曲，尝试改变这首曲子的音色和速度，并和古筝版的《十面埋伏》对照，感悟琵琶的音色在表现这首曲子时的独特魅力。

跟着名作去旅行

东方的滑铁卢——垓下

垓下，古地名，位于安徽省宿州市灵璧县内，是楚汉相争最后决战的战场遗址，而整个古战场的范围应该是以此为中心，分布于现今的泗县、灵璧、五河、固镇交界处的方圆数百余平方公里的广大地域上。垓下古战场遗址现属安徽省重点文物保护单位，2006年12月成为国家ＡＡ级旅游景区。与大泽乡起义遗址、虞姬墓、凤阳皇陵、禹王庙、汤和墓等旅游景点形成皖北文化旅游一条线。

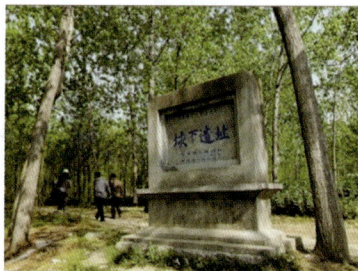

【图7　垓下遗址】

▶《春江花月夜》

🖐 故事导入　　📱微课3

传统戏剧上演人鬼情未了

　　2016年11月25日，上海大剧院上演了新编昆剧《春江花月夜》。呈现了一场美轮美奂的视听盛宴。在剧中，唐代诗人张若虚，与少女辛夷一见钟情，无奈的是，张若虚还没来得及向她表白，就被鬼差错勾灵魂而亡。为了能再见辛夷一面，做了鬼的张若虚并不甘心，不听阎王管束，拒不投胎，成了一个流浪鬼，在人间到处漂流。最后感动了鬼仙曹娥，在她的帮助下，才得以重生，在明月桥头，再次与辛夷相逢。这段重生的过程，对于张若虚而言，只有短短的四天，但对于人间的辛夷来说，却已是漫长的五十年。张若虚见到辛夷时，她已经白发婆娑。风雨五十年，明眸朱颜的少女，变成了一个鹤发老妪，唯有春江花月依然美不胜收。

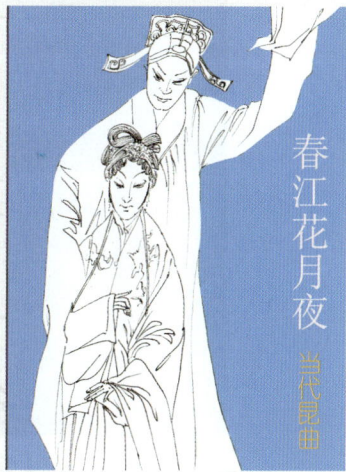

【图8　昆剧《春江花月夜》】

📅 时代背景

盛世的开端——初唐

　　初唐大体上是指唐代开国至唐玄宗先天元年之间。公元618年李渊建立唐朝，以关中为基地逐步统一天下。玄武门兵变后，李世民即位，这一时期国力逐渐复苏，国家安定，经济发展，史称"贞观之治"。在武则天掌权与称帝的期间，国家较贞观时期有更大的发展，继续推行均田制发展农业生产；科举制度进一步完善，开创出殿试和武举，为大唐盛世的到来奠定了经济和政治基础。文学创作方面以初唐四杰和陈子昂为代表。

🔍 作品导读

　　《春江花月夜》是中国民族器乐名曲，改编自琵琶独奏曲《夕阳箫鼓》，意境来自唐代诗人张若虚的名作《春江花月夜》。这是一首典雅优美的抒情乐曲，它宛如一幅山水画卷，把春天静谧的夜晚，月亮在东山升起，小舟在江面荡漾，花影在西岸轻轻摇曳的大自然迷人景色，一幕幕地展现在我们眼前。乐曲分为十段：江楼钟鼓、月上东山、风回曲水、花影层叠、水深云际、渔歌唱晚、回澜拍案、桡鸣远籁、欸乃归舟和尾声。全曲意境优美，乐曲结构严密，旋律古朴、典雅，节奏比较平稳、舒展，用含蓄的手法表现了深远的意境，具有较强的艺术感染力。

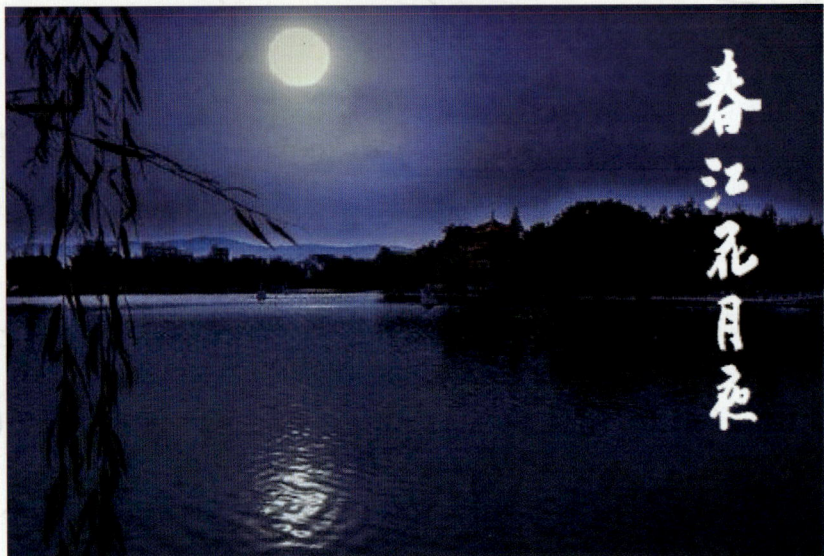

【图9 民族器乐曲《春江花月夜》】

👍 欣赏要点

1. 乐曲的意境美

《春江花月夜》乐曲十个段落的标题中除了"尾声"以外都十分具有诗意，都是中国古典诗词中常见之意象，由此构建出的音乐形象和意境是古雅清越、悠游淡远的。整首乐曲将春江之静谧悠游与月夜之朦胧优美交织在一起，共同缔造出了一个幽深旷远、恬静淡泊的意境和美感。

2. 乐曲的抒情性

《春江花月夜》的乐曲旋律是以五声和六声音阶为基础的，级进与波浪式进行的五声音阶节奏平稳，具有明显的歌唱性，曲调优美、典雅。江水、明月、山川、渔舟这些物象随着音乐进入人们的心灵，融化成浓浓的情思。

认识艺术家

张若虚（约 647—730），初唐诗人，
主要活动于公元 7 世纪中期至公元 8 世纪前期，扬州人

以《春江花月夜》著名。与贺知章、张旭、包融并称为"吴中四士"。他的诗仅存二首于《全唐诗》中，其中《春江花月夜》有孤篇盖全唐的美誉，语言清新优美，韵律宛转悠扬，洗去了宫体诗的浓脂艳粉，给人以澄澈空明、清丽自然的感觉。

体验与创造

任务说明 以民族乐曲《春江花月夜》为背景吟诵唐诗《春江花月夜》，结合诗中的描绘的意境和情感来感悟乐曲展现的唯美画面。

跟着名作去旅行

三江之口——九江

九江，简称"浔"，为江西省地级市，古称柴桑、江州、浔阳，是一座有着2200多年历史的江南名城。九江位于长江、京九铁路两大经济开发带交叉点，是长江中游区域中心港口城市。九江自古就是通都大邑，唐宋时期，就是江南著名的"鱼米之乡"，其稻谷、茶叶、蚕桑、鱼苗以及竹木、船舶等畅销各地，为全国"三大茶市""四大米市"之一。

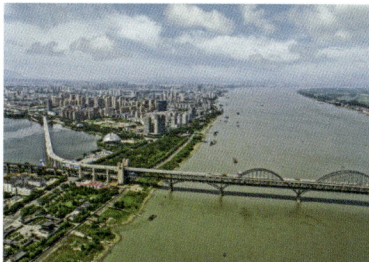

【图10 九江】

九江北面长江，南屏庐山，东临鄱阳湖，西望幕阜山，得尽山傍水抱之宠；城内甘棠湖水光潋滟，岸柳成荫。特别是素有"匡庐奇秀甲天下"之美誉的庐山便是九江市内最为著名的世界文化遗产。

分析与归纳

📊 完成三首音乐作品对比分析图表

欣赏维度	《流水》	《十面埋伏》	《春江花月夜》	备选项
主题内容				A. 诗意化的春江夜景 B. 楚汉之争的战争缠绵 C. 山川河流的自然景观
演奏形式				A. 琵琶独奏 B. 古琴独奏 C. 民乐合奏
音乐情绪				A. 悠然和平 B. 激昂慷慨 C. 洒脱旷然
音乐旋律				A. 优美、委婉 B. 热烈、紧张 C. 跌宕、流转
音乐节奏				A. 舒缓平和 B. 起伏跳荡 C. 急促紧凑

知识要点

1. 中国民族器乐 中国民族音乐是指用中国传统乐器以独奏、合奏、舞奏形式演奏的民族传统音乐。

2. 中国民族乐器的分类 按乐器演奏方法和发音特点可分为吹奏、弹弦、拉弦、打击四大类。

（1）吹奏类：笛子、箫、管子、唢呐、埙等。

（2）弹弦类：古琴、筝、琵琶、阮、三弦、扬琴等。

（3）拉弦类：二胡、中胡、高胡、京胡、板胡、坠胡等。

（4）打击类：鼓、板、钹、大锣、小锣、云锣、钟、磬等。

拓展欣赏

1.《二泉映月》，二胡名曲，中国民间音乐家华彦钧（阿炳）的代表作。

作品于20世纪50年代初由音乐家杨荫浏先生根据阿炳的演奏，录音记谱整理，灌制成唱片后很快风靡全国。这首乐曲自始至终流露的是一位饱尝人间辛酸和痛苦的盲艺人的思绪情感。作品展示了独特的民间演奏技巧与风格，以及无与伦比的深邃意境，显示了中国二胡艺术的独特魅力，它拓宽了二胡艺术的表现力，曾获"20世纪华人音乐经典作品奖"。

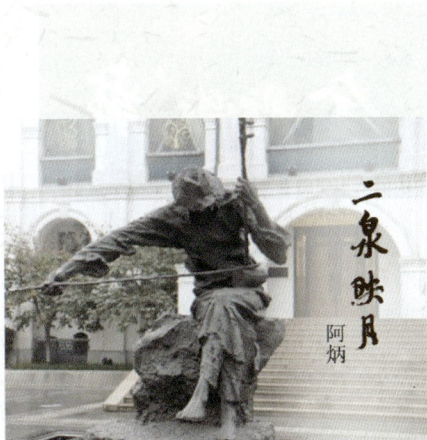

【图11 《二泉映月》】

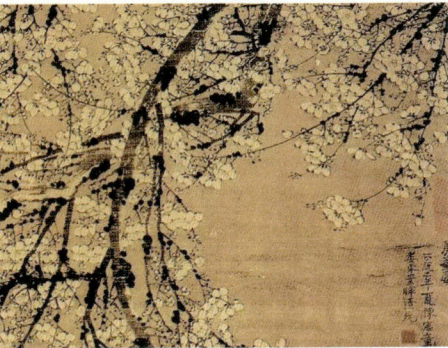

【图12 王冕 墨梅】

2.《梅花三弄》，又名《梅花引》《梅花曲》《玉妃引》，根据《太音补遗》和《蕉庵琴谱》所载，相传原本是晋朝桓伊所作的一首笛曲，后来改编为古琴曲。

琴曲的乐谱最早见于明朝的《神奇秘谱》。乐曲通过梅花的洁白芬芳和耐寒等特征，借物抒怀，来歌颂具有高尚节操的人。全曲共有10个段落，因为主题在琴的不同徽位的泛音上弹奏三次，故称"三弄"。

3.《姑苏行》，是笛子演奏家、作曲家江先谓于1962年创作的一首笛子曲，乐曲采用昆曲音调，具有江南风味。

全曲表现了古城苏州的秀丽风光和人们游览时的愉悦心情。乐曲旋律优美亲切，风格典雅舒泰，节奏轻松明快，结构简练完整，是南派笛曲代表性乐曲之一。

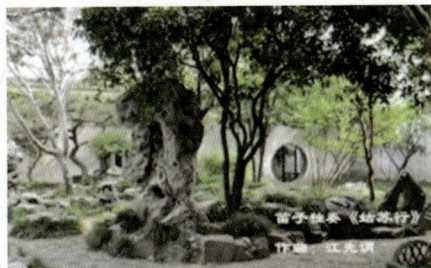

【图13 《姑苏行》】

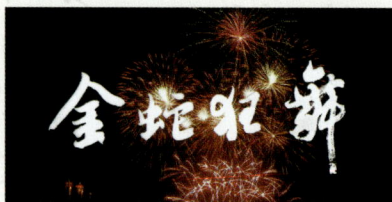

【图14 《金蛇狂舞》】

4.《金蛇狂舞》，是聂耳于1934年根据民间乐曲《倒八板》整理改编的一首民族器乐合奏曲。

乐曲的旋律昂扬，热情洋溢，锣鼓铿锵有力。通过笛子、唢呐、琵琶领奏与乐队对奏的形式生动地再现了民间喜庆时巨龙舞动、锣鼓喧天的欢乐场面，洋溢出鲜明的民族性格特色和生活气息。

学习检测

单选题

1. 中国传统文化中琴、棋、书、画被喻为"文人四友"，其中的"琴"指的是哪种乐器？（　）

    A. 扬琴　　　　　B. 古筝　　　　　C. 古琴　　　　　D. 琵琶

2. 古琴曲《流水》的作者传说是哪位春秋时期音乐家创作的？（　）

    A. 伯　　　　　　B. 成连　　　　　C. 师旷　　　　　D. 师襄

3. 传统琵琶曲《十面埋伏》又称为什么？（　）

    A.《西楚霸王》　　B.《淮阴平楚》　　C.《楚汉》　　　　D.《霸王卸甲》

4. 著名民乐合奏曲《春江花月夜》是由下列哪首乐曲改编而成的？（　）

    A.《平湖秋月》　　B.《欸乃》　　　　C.《渔舟唱晚》　　D.《夕阳箫鼓》

多选题

1. 下列中国民族乐器中哪些属于弹奏乐器？（　）

    A. 二胡　　　　　B. 古筝　　　　　C. 琵琶　　　　　D. 扬琴

2.古琴曲《梅花三弄》有哪些别称？（　　）

　　A.《梅花引》　　　B.《梅花曲》　　　C.《玉妃引》　　　D.《梅花弄》

3.关于古琴曲《流水》下列阐述正确的是哪几项？（　　）

　　A.《流水》和《高山》本来是一首曲子，唐代时分为两个曲子

　　B.《流水》的作者是明代音乐家朱权

　　C.《流水》的曲谱最早见于明代朱权的《神奇秘谱》

　　D.曲中运用了大量的滚拂指法连续演奏，表现流水绵绵不绝的音响效果

应用与提升

▶ 在拓展欣赏的作品中选择一首乐曲进行探究和分析，并完成作品分析图表。

赏析维度	信息采集
作品名称	
作者信息	
创作背景	
音乐体裁	
主题内容	
音乐情绪与气氛	
音乐旋律与节奏	

书网融合……

微课1

微课2

微课3

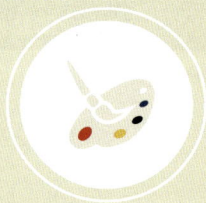

模块 14

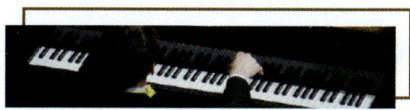

钢 琴、提 琴 独 奏

钢琴、提琴独奏

模块十四 | 钢琴、提琴独奏

PPT

学习目标

通过对钢琴和提琴为代表的器乐独奏作品进行对比赏析，初步了解钢琴、小提琴和大提琴独奏作品的艺术特点，聆听和感悟这些作品不同的艺术特色。

学习准备

说到钢琴演奏，你首先会想到哪位钢琴演奏家？

请查找有关这位音乐家的相关资料，进行深入了解，并按照一定的逻辑顺序整理成课件形式，对其进行介绍说明，并做好课上讲解的准备。

作品赏析 微课

▶钢琴独奏曲——《升C小调圆舞曲》

故事导入

天才也需要前辈的提携 微课

1831年，肖邦从波兰流亡到巴黎。当时，李斯特已是名声沸扬的音乐家，而肖邦则只是个默默无闻的小人物。然而，李斯特对肖邦的才华深为赞赏。怎样才能使肖邦在观众面前赢得声誉呢？那时候，在演奏钢琴时，往往要把剧场的灯熄灭，一片黑暗，以便观众能够聚精会神地听演奏。李斯特坐在钢琴前面，当灯一熄灭，就悄悄地让肖邦过来代替自己演奏。观众被琴声征服了。演奏完毕，灯亮了，观众看到舞台上坐着肖邦，大为惊愕。人们既为出现了一颗灿烂的钢琴演奏新星而高兴，又对李斯特推荐艺术新秀的行为表示钦佩。

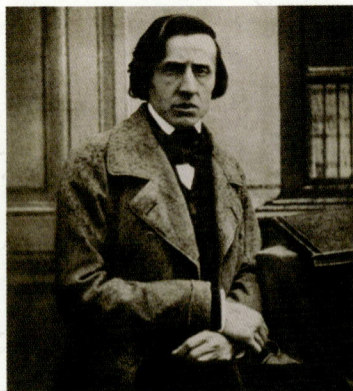
【图1　年轻的肖邦】

浪漫主义音乐的民族风——19世纪上半叶

19世纪中期是浪漫主义音乐的发展期，是伴随着民族民主运动形成发展的。特别是在19世纪30-40年代，随着欧洲民族解放运动进入高潮，这种民族倾向也深刻地反映在浪漫主义音乐作品中。如波兰音乐家肖邦的一生几乎是在远离故土的异国他乡度过的，对波兰人民的热爱贯穿在他全部作品中。在李斯特创作的匈牙利狂想曲、匈牙利交响诗等作品中，则蕴含的强烈的匈牙利民族民间音乐风格。

作品导读

1846年，肖邦和乔治·桑在诺罕庄园里一起度过了最后一个残秋，11月，由于种种原因，他们分开了。肖邦来到巴黎，心情十分忧郁，肺病加重，身体越来越坏。第二年春天他的身体稍微好一些，想起和乔治·桑在一起的这些年，很有感触，于是，写下了一首《升C小调圆舞曲》。肖邦似乎力图忘掉悲惨的现实生活，而沉浸在他自己所创造的虚无缥缈的甜蜜梦幻世界，但是旋律中仍然不由自主地渗透着深刻的忧郁情绪。此曲节奏近似玛祖卡舞曲，在貌似优美的旋律下，隐藏着忧郁、彷徨、憧憬、感叹的复杂心理。这首圆舞曲在旋律上不时采用半音阶进行的形式，连续密集的八分音符的旋律进行以及低音声部宽广的和弦形式都是肖邦创作的一大特点，再配上色彩丰富的和声织体，能更加准确地表达作者的内心世界。

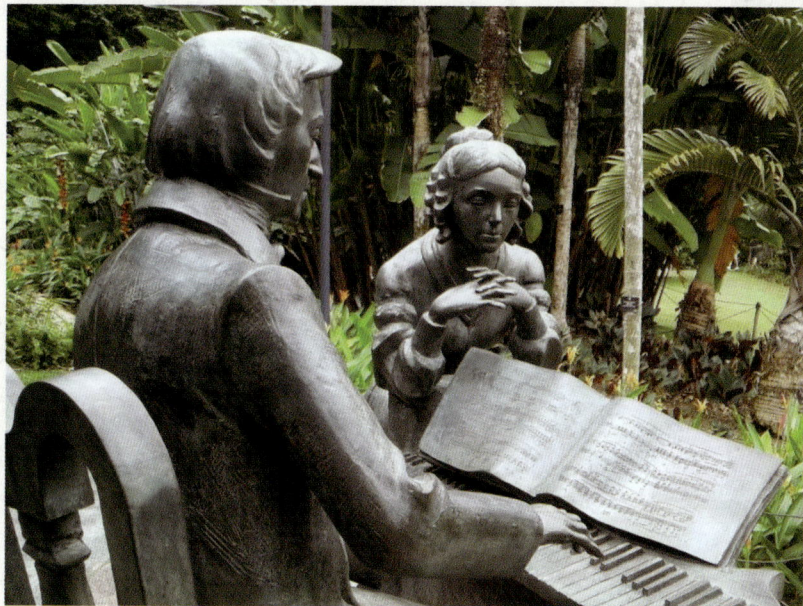

【图2　肖邦和乔治·桑在诺罕庄园】

欣赏要点

1.浓厚的浪漫主义风格

《升C小调圆舞曲》具有鲜明的个性和独树一帜的浪漫主义抒情风格，最能体现肖邦的个性和民族性。这种创作体现作者对主观感情的崇尚，对自然的热爱和未来的幻想。它强烈、自由、奔放的风格与古典主义音乐的严谨、典雅、端庄的风格形成鲜明的对比，充分显示出作者浪漫主义色彩的极大生命力。

2.华丽抒情的曲式风格

这首圆舞曲在旋律上不时采用半音阶进行的形式，连续密集的八分音符的旋律进行以及低音声部宽广的和弦形式都是肖邦创作的一大特点。其次，巧妙地运用踏板，把低音声部相隔很宽，形成萦绕迷人的旋律和音群。另外肖邦将传统的回旋曲式结构略加变化，再配上色彩丰富的和声织体，能更加准确地表达作者的内心世界。

认识艺术家

肖邦（1810 — 1849），浪漫主义时期的波兰钢琴家、作曲家

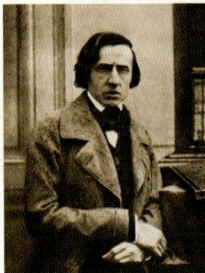

【图3 肖邦】

1810年出生于波兰，7岁开始创作，1829年起以作曲家和钢琴家的身份在欧洲巡演。后因华沙起义失败而定居巴黎，从事教学和创作。他的作品以波兰民间歌舞为基础，同时又深受巴赫影响，多以钢琴曲为主，被誉为"浪漫主义钢琴诗人"。肖邦继承和发展了波兰民族音乐文化传统，同时创造性地吸收了欧洲古典和浪漫主义时期音乐的成就，开拓了近现代钢琴艺术的新天地。

体验与创造

任务说明 《升C小调圆舞曲》的旋律优美流畅，以这首乐曲为背景完成一项选图游戏，从给出的10幅画面中选择你认为音乐情绪相符的5幅。

绿色首都——华沙

华沙，波兰的首都，位于维斯瓦河两岸，波兰的中部，是中欧诸国贸易的通商要道，自古以来就是非常繁华的地方。华沙是历史名城，在第二次世界大战中遭到严重破坏，不过经过战后几十年的修复已经成为了一座美丽的城市。华沙，还被誉为"绿色首都"，世界上绿化最好的城市。拥有大小公园65处，绿草坪和小花坛星罗棋布，整个城市掩映在绿荫花海之中。全市绿地面积约占城市总面积的27%，人均占

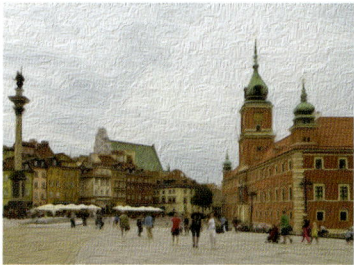

【图4　波兰　华沙】

有77.7平方米，遥居世界各大城市之首。各种历史纪念物、名胜古迹大都集中在老城区，特别是宏伟的宫殿、巨大的教堂，各式各样的箭楼、城堡等，每年吸引着大批来自境外的游客。

▶小提琴独奏曲——《流浪者之歌》

🖐 故事导入

一根弦的小提琴

帕格尔尼尼是意大利很有名的小提琴家，为了凸显自己造诣非凡，帕格尔尼尼所创作的乐曲难度都非常高。有一次在他的新曲演奏会中，他独奏的曲子高音低调转折太大，演奏到一半时一根弦因承受不了急转的压力，突然断掉了。当时全场观众都一片静默，要看帕格尔尼尼如何处理这个棘手的问题。帕格尔尼尼调整了剩下的三根弦，向听众一鞠躬，又继续演奏。听众都很惊讶的发现，三根弦的演奏音质纯正优美，完全不像是少了一根弦的小提琴所拉出的声音，所以都不得不佩服帕格尔尼尼的表现。可是演奏又进行一阵子时，很不幸地又有一根弦断裂，有些听众开始议论纷纷，认为帕格尔尼尼这回真的把曲子写得太难了。帕格尔尼尼还是从容不迫地调整了一下两根弦，鞠躬道歉后又开始演奏，现场听众都因为赞叹他从容不迫的表现，而给他热烈的掌声鼓励。可是演奏到快结束时，不可思议的事却发生了，帕格尔尼尼又拉断了一根弦，每位听众都面色凝重，这时他如果停止演奏，没有人会追究。帕格尔尼尼停顿了一下，看看自己的小提琴，用最后一根弦把曲子拉完，兴奋地举起小提琴大声叫道："一根弦的帕格尔尼尼！"当时全场听众全体起立，给帕格尔尼尼最热烈的掌声，历久不衰。

法国小提琴学派的影响力——19世纪中叶以后

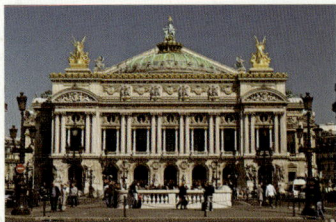

【图5　巴黎音乐学院】

1795年巴黎音乐学院成立，它成为年轻的小提琴家们向往的学府。19世纪中叶以后，法国的小提琴演奏学派对世界小提琴演奏艺术产生了很大影响。维尼亚夫斯基、萨拉萨特、克赖斯勒是这个学派的代表人物。波兰小提琴家维尼亚夫斯基在继承法国学派的演奏风格上，增加了浪漫派色彩。出生在西班牙的萨拉萨特，是法国音乐学院培养出来的优秀演奏家之一，他的演奏以音色甜美、纯净而著称。奥地利人克赖斯勒1887年毕业于巴黎音乐学院，他有着潇洒自如的演奏风格，从不炫耀技巧，运弓优雅，乐句处理得十分巧妙，富于节奏的活力。

作品导读

《流浪者之歌》又名《吉普赛之歌》，是西班牙小提琴家、作曲家帕布罗·德·萨拉萨蒂的代表作，也是小提琴独奏曲中不朽的名篇。作品描写的是带有传奇色彩、酷爱自由而四处漂泊的吉普赛人。音乐的民族色彩浓厚，如泣如诉的旋律似乎在倾诉命运的安排，生活的艰辛，回肠荡气的伤感色彩与艰涩深奥的小提琴技巧所交织出来的绚烂效果，任何人听后都会心荡神驰。

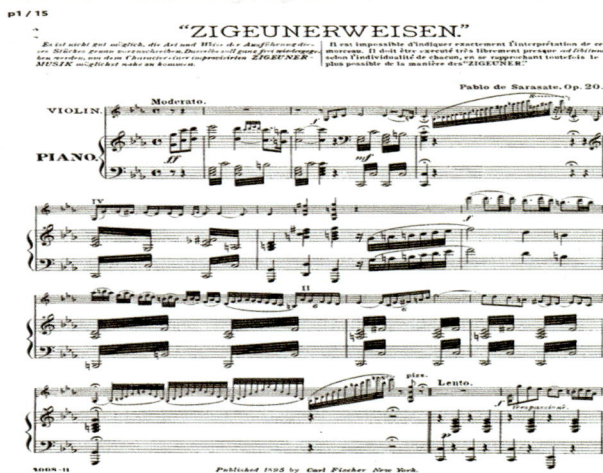

【图6　流浪者之歌】

欣赏要点

1. 苍凉悲叹的音乐情绪

这首曲目的情感基调是比较低沉悲怆的，吉普赛音节调式中增二度音程的运用，迂回的旋律，反复、变奏、泛音等演奏技巧以及弱音器的使用，都表现出一个流浪者缓缓倾诉中的哀伤情绪。

2. 乐观而坚韧的精神

曲目的第四段情绪发生极大的转折，节奏变为极快的快板，跳跃的音符犹如一群载歌载舞的吉普赛人，表现了吉普赛民族血液里乐观的灵魂，坚毅的品质，给人以光明和希望。

👤 认识艺术家

帕布罗·德·萨拉萨蒂 (1844—1908)

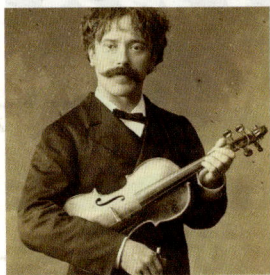

生于西班牙的潘普洛纳，著名小提琴家、作曲家幼年时即学习小提琴，八岁登台演奏。1856年入巴黎音乐学院深造，毕业后在欧美各地巡回演出并大受欢迎。其演奏技艺精湛，音色甜美纯净，因而它被后人称为"帕格尼尼在世"。代表作品为小提琴独奏曲《流浪者之歌》《卡门主题幻想曲》《阿拉贡霍塔》等。

【图7 萨拉萨蒂】

体验与创造

任务说明 尝试调节《流浪者之歌》的音色和速度，感悟这首乐曲的蕴涵的情感。

🌴 跟着名作去旅行

斗牛胜地——潘普洛纳

潘普洛纳位于西班牙北部阿尔加河西岸肥沃的农业区中。周围盛产小麦、葡萄、蔬菜等，有食品、陶瓷、机器、造纸等工业。市中心有十四至十五世纪的哥特式教堂，多处罗马帝国遗址遗物，旅游业很发达。潘普洛纳更为人知的"城市名片"还要数疯狂的奔牛节。为纪念鞋匠，酿酒师和面点师的守护神、圣徒"圣-费尔明"，每年7月6日至14日期间，潘普洛纳都会在街头巷尾举行圣大的庆祝活动，在潘普洛纳各个广场被从笼中放出的斗牛，会在大街上对疯狂的人们展开一段惊心动魄的疯狂追逐。

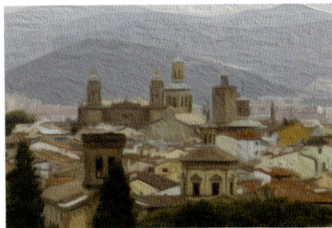

【图8 西班牙 潘普洛纳】

🧑 认识艺术家

夏尔·卡米尔·圣桑 (1835—1921)
是一位浪漫时期的法国钢琴及管风琴演奏家，亦是一位多产的作曲家

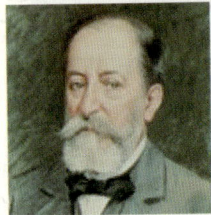

【图11　圣桑】

圣桑拥有惊人的音乐天分，五岁时写出附有钢琴伴奏的歌曲，七岁开始跟随史塔马替学琴，并和马雷登学作曲，十岁时和比利时的小提琴家贝塞姆斯合作演出贝多芬的小提琴奏鸣曲，几个月后更举办首次钢琴独奏会，他的作品对法国乐坛及后世带来深远的影响，重要的作品有《动物狂欢节》《骷髅之舞》、歌剧《参孙与大利拉》等。

体验与创造

任务说明　俄罗斯著名编舞米哈伊·福金在20世纪初将这首《天鹅》成功地改编为芭蕾舞剧《天鹅之死》，是音乐和舞蹈完美结合的佳作。观看舞剧《天鹅之死》，模仿其中几个简单的舞蹈造型，体悟这段音乐塑造的优雅形象。

🌴 跟着名作去旅行

北非大国——阿尔及利亚

　　圣桑一生酷爱旅行，足迹遍布全球，他曾数度旅居北非，由他创作的《阿尔及利亚组曲》及《非洲幻想曲》就是描写他对北非的印象。1920年，85岁的圣桑仍然到希腊及阿尔及利亚旅游，1921年冬天前往阿尔及利亚避寒，却突然去世于异乡。阿尔及利亚位于非洲北部，首都阿尔及尔市内有著名的非洲圣母院、319座清真寺和众多博物馆，北部有气候宜人的地中海金色沙滩，南部有浩瀚的撒哈拉沙漠，还有高原雪山和众多古罗马遗址。

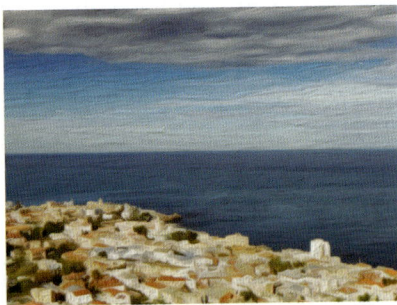

【图12　阿尔及利亚北部海滩】

分析与归纳

完成三首独奏作品对比分析图表

欣赏维度	《升C小调圆舞曲》	《流浪者之歌》	《天鹅》	备选项
主题内容				A. 吉普赛人的艰苦生活 B. 憧憬中的梦幻世界 C. 在湖上自在游荡的天鹅
演奏形式				A. 小提琴独奏 B. 大提琴独奏 C. 钢琴独奏
音乐情绪				A. 忧郁 B. 恬淡 C. 伤感
音乐旋律				A. 低沉、委婉 B. 如泣如诉 C. 柔顺、平滑
音乐节奏				A. 快速流动 B. 深沉、舒缓 C. 先抑后扬

知识要点

1.**钢琴**　钢琴是西洋古典音乐中的一种键盘乐器，音色优美、表现力强，有"乐器之王"的美称。钢琴音域范围从A0至C8，几乎囊括了乐音体系中的全部乐音，是除了管风琴以外音域最广的乐器。

2.**提琴**　一种弓弦乐器，大致可分为小提琴、中提琴、大提琴还有低音提琴，其中小提琴具有高度演奏技巧，音色优美，音域宽广，表现力强，被誉为乐器皇后。

3.**独奏**　是器乐演奏形式之一。一般由一人演奏一件乐器，但有时一人独奏，还有另一人伴奏，如小提琴独奏等。

拓展欣赏

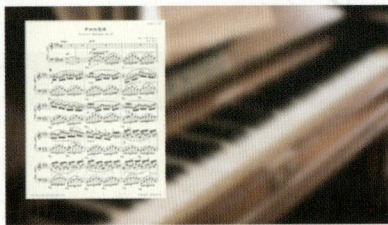

【图13 《升C小调即兴幻想曲》】

1. 《升C小调即兴幻想曲》，是肖邦24岁时创作的一首钢琴曲，是其四首即兴曲中最著名的一首。

乐曲洋溢着青春的激情与柔美，用最凝练简洁的形式、快速流动的旋律创造出迷人的诗意，表现出强烈的情感。

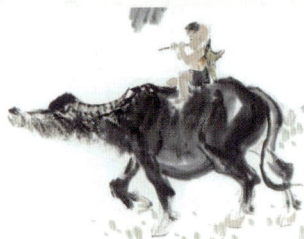

【图14 《牧童短笛》】

2. 《牧童短笛》，驰名世界的中国优秀钢琴作品之一，由我国著名音乐家贺绿汀于1934年创作。

采用民间风味的主题，结构简洁，曲调优美，向人们展示了牧童放牧、吹笛、玩耍、回家的情景，把一个骑在牛背上、悠闲地吹着笛子、天真无邪的牧童形象跃然纸上。

3. 《苗岭的早晨》，是1974年白诚仁先生特意为俞逊发新发明的口笛创作的曲目，曾由中国艺术团在世界演出，享誉海外，1975年由作曲家陈钢创编成为小提琴曲。

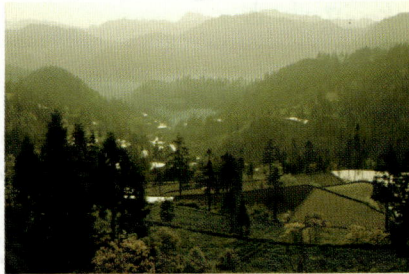

【图15 苗岭的早晨】

乐曲短小精悍，曲调热烈明快，既保留了原口笛音乐的特色又充分发挥了小提琴的特性，并吸收了二胡的滑音、笛子的花舌等我国民族乐器的演奏技法，展示了热情奔放的苗家舞蹈，描绘出一幅苗岭晨曦的秀丽景色。

4. 《纪念曲》，又名《回忆》，著名小提琴独奏曲。

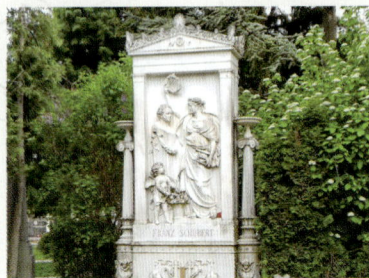

【图16 舒伯特墓】

1904年，德国小提琴家德尔德拉，因为访问友人，乘电车到维也纳郊区去，恰巧经过舒伯特之墓。他拜见了这位生前并无名气的"歌曲之王"之墓，油然在脑海中浮起了乐思，急于记载下来，写在电车票上。到了友人家中立即在钢琴上细心研究，完成了全曲。这首曲子追忆怀念之情尤深，经常被理解为美女深情的回忆，或是幸福美好的纪念。

学习检测

单选题

1.浪漫主义时期著名钢琴家、作曲家肖邦是哪个国家的？（　）

A.法国　　　　　B.奥地利　　　　　C.德国　　　　　D.波兰

2.著名小提琴曲《流浪者之歌》属于哪个小提琴学派的作品？（　）

A.德国学派　　　B.法国学派　　　　C.意大利学派　　　D.俄苏学派

3.大提琴独奏曲《天鹅》出自哪部管弦乐组曲？（　）

A.《动物狂欢节》　B.《大峡谷》　　　C.《英国组曲》　　D.《法国组曲》

4.具有中国风味的钢琴独奏曲《牧童短笛》是我国哪位音乐家创作的。（　）

A.贺绿汀　　　　B.陈钢　　　　　　C.聂耳　　　　　D.李焕之

多选题

1.提琴的分类中包括哪几种？（　）

A.小提琴　　　　B.中提琴　　　　　C.大提琴　　　　D.低音提琴

2.肖邦被誉为"浪漫主义钢琴诗人"，下列哪些作品是他创作的作品？（　）

A.《升C小调圆舞曲》　　　　　　B.《升C小调即兴幻想曲》

C.《流浪者之歌》　　　　　　　D.《革命练习曲》

3. 下列作品中哪些是法国 19 世纪著名音乐家圣桑创作的？（　）

    A.《动物狂欢节》　　　　　　　　B.《骷髅之舞》

    C.《参孙与大利拉》　　　　　　　D.《法国组曲》

应用与提升

▶ 在拓展欣赏的作品中选择一首作品进行探究和分析，并完成作品分析图表。

赏析维度	信息采集
作品名称	
作者信息	
创作背景	
音乐体裁	
主题内容	
音乐情绪与气氛	
音乐旋律与节奏	

书网融合……

e 微课

模块 15

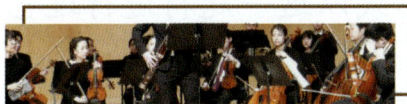

协奏曲和室内乐

模块十五┃协奏曲和室内乐

学习目标

通过对小提琴协奏曲《梁祝》和弦乐四重奏《如歌的行板》的赏析、感悟和分析，了解协奏曲和室内乐的基本概念、分类和艺术特点，聆听和感悟作品的审美意境。

学习准备

"梁山伯与祝英台"是中国著名的民间故事，有多种艺术形式以这一题材进行过艺术创作，你知道哪一个？

请查找一部这样的作品，通过观赏了解"梁山伯与祝英台"的故事概况，按照一定的逻辑顺序整理成课件形式，对其进行介绍说明，并做好课上讲解的准备。

作品赏析

▶小提琴协奏曲——《梁祝》

故事导入

当作备胎的爱情故事

1958年初秋，盛夏过后，"热火朝天"的日子开始降温。就是在这样的背景下，上海音乐学院党委向全校师生提出了"解放思想，大胆创作，以优异的成绩向国庆10周年献礼"的口号。

白浪滚滚的长江上，一艘银灰色的船在月光下驶向温州港。船头甲板上，围坐着上海音乐学院管弦系一年级小提琴专业的几个同学，他们组建了一个小提琴民族化实验小组，商议创作一部

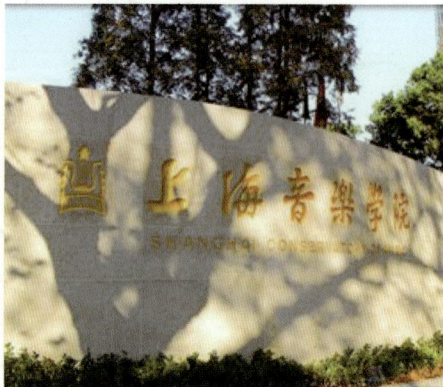

【图1 上海音乐学院】

小提琴协奏曲，以响应院党委的号召。选什么题材好？同学们争论不休。最后集中在3个题材：①全民皆兵；②大炼钢铁；③在越剧《梁山伯与祝英台》音调基础上创作。然而，何占豪和他的同学真正的选择是前两个，第3个只是凑数。因为，把社会主义文艺的功能视作配合形势的新闻宣传是当时社会的趋势。时任上海音乐学院党委书记的孟波收到意向信后，毫不犹豫地在3个题材的"3"字打了一个勾。幸好孟波对艺术是敏感的，如果他当时勾了前两者，很可能就没有了享誉世界的《梁祝》协奏曲。

🕐 时代背景

建国10周年——1959年

1959年10月，中华人民共和国建国10周年，人民大会堂、北京天文馆、北京火车站、北京工人体育场等一批宏伟的新建筑在这一年落成，全国各界以不同的形式和内容来为国庆献礼。这年国庆十周年阅兵式是新中国成立后的首次"逢十大阅"，59型坦克等国产武器装备登台亮相，标志着我国国防科研和工业建设的迅速发展。

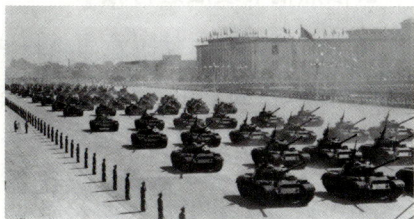

【图2　1959年国庆阅兵】

🔍 作品导读

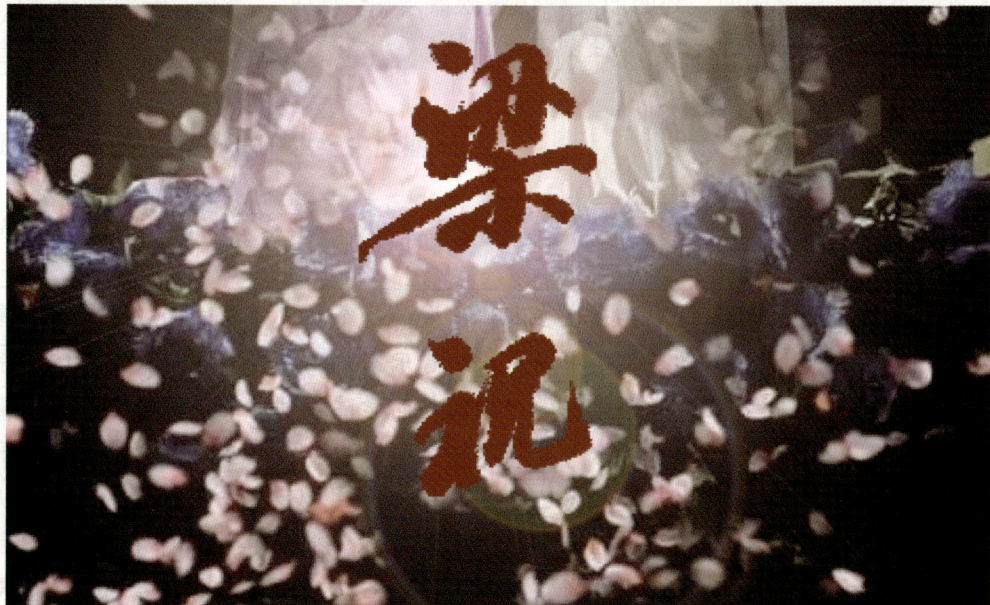

【图3　小提琴协奏曲《梁祝》】

🔍 作品导读

　　《如歌的行板》是柴可夫斯基1871年创作的D大调《第一弦乐四重奏》的第二乐章，是这部作品中最动人的乐章。主题采用俄罗斯民歌《凡尼亚坐在沙发上》，这首民歌是1869年作者在基辅附近卡明卡他妹妹的庄园里听泥瓦匠唱的歌，记录后，立即配上和声。两年后，他写《第一弦乐四重奏》时，就很自然地运用了这个感人肺腑的曲调。俄国大文豪托尔斯泰在听这一乐章时，曾为它流下眼泪，并说通过这一作品使他"接触到忍受苦难人民的灵魂深处"。

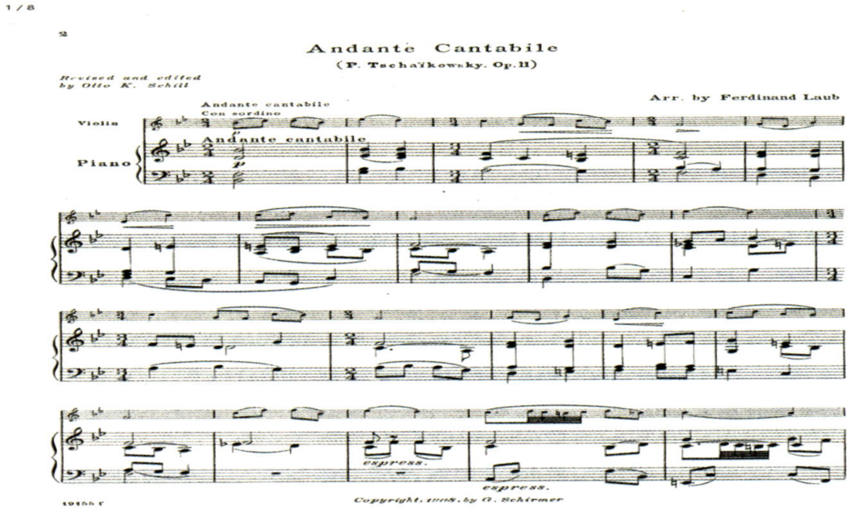

【图6 《如歌的行板》】

👍 欣赏要点

1. 犹豫、暗淡的第一主题

　　当时俄国正处于沙皇反动统治时期，人民的生活压抑苦闷，乐曲的第一主题便是对这种内心世界的揭示，对人民痛苦的生活进行缓慢哀怨地倾诉。尤其到了第三部分，音乐忽强忽弱，好像悲伤的哭泣。

2. 充满生机的第二主题

　　作品的B段在幽静的切分音过门后，引出第二主题，这一曲调的感情较为激昂，钢琴伴奏以固执的同一音型连续着，给人们带来憧憬和希望。

认识艺术家

柴可夫斯基 1840 年生于矿山工程师家庭，1859 年毕业于圣彼得堡法律学校，在司法部任职

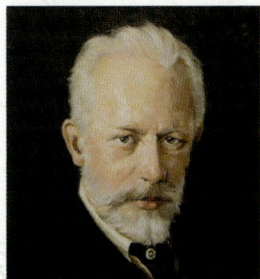

【图7　柴科夫斯基】

1861年入俄罗斯音乐协会音乐学习班，1863年辞去司法部职务，献身音乐事业。柴可夫斯基的作品反映了沙皇统治下的俄罗斯广大知识阶层苦闷心理和对幸福美满生活的深切渴望，着力揭示人们的内心矛盾，充满强烈的戏剧冲突和炽热的感情色彩。代表作品有：第四、第五、第六(悲怆)交响曲，歌剧《叶甫根尼·奥涅金》《黑桃皇后》，舞剧《天鹅湖》《睡美人》《胡桃夹子》，第一钢琴协奏曲、小提琴协奏曲、第一弦乐四重奏、交响序曲《1812年》、幻想序曲《罗密欧与朱丽叶》等等。

体验与创造

任务说明　《如歌的行板》主题来自俄罗斯民歌《凡尼亚坐在沙发上》，请跟随中文版《凡尼亚坐在沙发上》哼唱，体会这一弦乐四重奏的歌唱性，感悟乐曲忧伤的情感。

跟着名作去旅行

森林中的首都——莫斯科

莫斯科是世界最大的城市之一，也是俄罗斯政治、经济、科学文化及交通中心。莫斯科城市规划优美，掩映在一片绿海之中，故有"森林中的首都"之美誉。克里姆林宫位于市中心，它是俄国历代沙皇的宫殿，建筑气势雄伟，举世闻名。在克里姆林宫的中心教堂广场，有巍峨壮观的圣母升天大教堂，有凝重端装的报喜教堂，有容纳彼得大帝以前莫斯科历代帝王墓地的天使大教堂。克里姆林宫东侧是国家仪典中心——红场。市内有65座博物馆和美术馆，有121个剧院，其中以誉为"俄罗斯之光"的莫斯科大剧院和俄罗斯国家交响乐团最为著名。

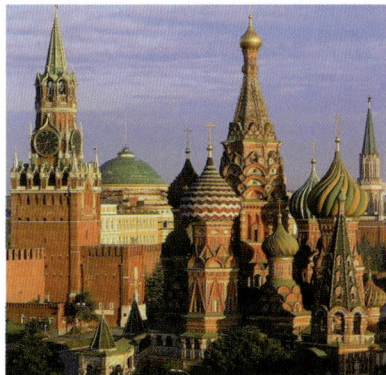

【图8　俄罗斯 莫斯科】

分析与归纳

📊 完成二部音乐作品对比分析图表

欣赏维度	《梁祝》	《如歌的行板》	备选项
音乐体裁			A. 小提琴协奏曲 B. 弦乐四重奏
主题内容			A. 中国民间的爱情故事 B. 底层人们的苦难生活
曲调元素			A. 民歌 B. 民间戏曲
思想情感			A. 对生活在社会底层弱者的同情 B. 对悲剧中男女主人公的深切同情和祝愿
音乐情绪			A. 缠绵、哀痛 B. 忧郁、悲伤
音乐旋律			A. 委婉、淳朴 B. 悠扬、凄婉

知识要点

1. **协奏曲**：原意是在一起比赛，协奏曲也就是两种因素既竞争又协作的意思。最早是作为一种声乐体裁出现的，十六世纪指意大利的一种有乐器伴奏的声乐曲。十七世纪后半期起，指一件或几件独奏乐器与管弦乐队竞奏的器乐套曲。巴洛克时期形成的由几件独奏乐器组成一组与乐队竞奏者称为大协奏曲。古典乐派时期形成的由一件乐器与乐队竞奏的协奏曲称"独奏协奏曲"。海顿、莫扎特、贝多芬以及浪漫乐派的许多作曲家均作有大量的独奏协奏曲作品。

2. **室内乐**：原意是指在房间内演奏的"家庭式"音乐，后引申为在比较小的场所演奏的音乐。现在指由一件或几件乐器演奏的小型器乐曲，主要指重奏曲和小型器乐合奏曲，区别于大型管弦乐。和交响乐作品相比较，室内乐重奏显得感情细腻、含蓄，而且更加注意发挥每件乐器的技巧和表情的"潜力"，对各声部的乐器在组合关系上也更加精雕细刻。

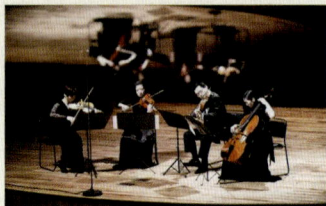

【图9　室内乐】

拓展欣赏

1.《F大调第二勃兰登堡协奏曲》 第一乐章，这是享誉"音乐之父"的巴赫创作的6首《勃兰登堡协奏曲》中的第二首，是巴洛克时期精美的复调作品之一。

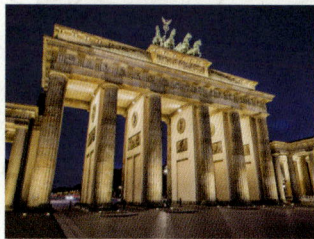
【图10 《F大调第二勃兰登堡协奏曲》】

乐曲以小号、竖笛、双簧管、小提琴作为主奏，由弦乐等其他乐器伴奏。作品由三个乐章构成，第一乐章为快板，其中独奏群与合奏群并无明显对立，是以开始的叠句的反复出现构成，气氛活泼明快。

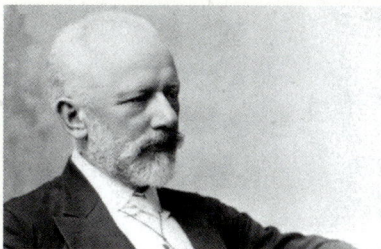
【图11 柴可夫斯基】

2.《降b小调第一钢琴协奏曲》 是世界钢琴音乐中备受欢迎的作品之一，是柴科夫斯基最通俗的协奏曲。

但就其构思之宏伟和作品的规模而论，它可以称为用钢琴和乐队演奏的一部交响曲。这部作品反映出作者对生活的热爱和对光明与欢乐的热望，巨大的力量、宏伟的规模同真诚率直的抒情性，使作品具有巨大的内在动力，激动人心。

3.《A大调单簧管协奏曲》 第二乐章，这是莫扎特在1791年创作完成的最后一首协奏曲，也是他唯一的一部单簧管协奏曲。

这部作品包含三个乐章，既有技巧性的华彩乐章，又有温和、柔顺、甜美、真挚的诗意的内涵，令人如沐春风。第二乐章，慢板，三部曲式，在弦乐的伴奏下，单簧管平静地奏出主旋律，天鹅绒般的音色、安详宁静的情绪和优美动人的旋律，纯真浪漫中带着淡淡的忧伤。

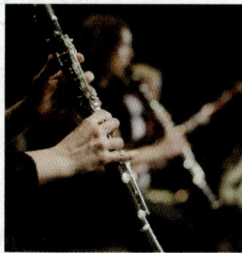
【图12 《A大调单簧管协奏曲》】

4.钢琴五重奏《鳟鱼》 第四乐章，舒伯特在1817年创作了著名的艺术歌曲《鳟鱼》。

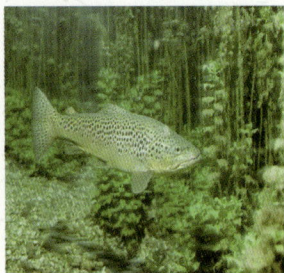

【图13 《鳟鱼》】

他在以后创作的《A大调钢琴五重奏》的第四乐章就是根据歌曲《鳟鱼》写成的变奏曲，故又被称为《鳟鱼五重奏》。这首乐曲由钢琴与小提琴、中提琴、大提琴和低音提琴四件弦乐器的组合，作者用分节歌的叙事方式表达了他对鳟鱼的命运无限同情与惋惜的心情。

学习检测

单选题

1.小提琴协奏曲《梁祝》创作采用了哪种曲式风格？（ ）

A.回旋曲式　　　　B.复三部曲式　　　　C.奏鸣曲式　　　　D.二段体曲式

2.小提琴协奏曲《梁祝》的旋律借鉴了哪种民间戏曲的元素？（ ）

A.京剧　　　　B.昆曲　　　　C.沪剧　　　　D.越剧

3.《如歌的行板》的作者是哪位作曲家？（ ）

A.柴可夫斯基　　　B.穆索尔斯基　　　C.格里格　　　D.斯梅塔那

4.《如歌的行板》的音乐体裁是下列哪一种？（ ）

A.钢琴三重奏　　　B.弦乐四重奏　　　C.钢琴五重奏　　　D.钢琴四重奏

多选题

1.下面的音乐家中在参与小提琴协奏曲《梁祝》的创作和演出的有哪几位？（ ）

A.何占豪　　　　B.陈刚　　　　C.俞丽拿　　　　D.丁芷诺

2.柴可夫斯基涉足的创作领域有哪些？（ ）

A.艺术歌曲　B.歌剧　C.室内乐　D.交响曲　E.戏剧配乐　F.协奏曲

3.下列音乐作品中哪些属于"独奏协奏曲"？（　）

    A.《F大调第二勃兰登堡协奏曲》　　　　B.《降b小调第一钢琴协奏曲》

    C.《A大调单簧管协奏曲》　　　　　　　D.钢琴五重奏《鳟鱼》

应用与提升

▶在拓展欣赏的作品中选择一部作品进行探究和分析，并完成作品分析图表。

赏析维度	信息采集
作品名称	
作者信息	
创作背景	
音乐体裁	
主题内容	
音乐情绪与气氛	
音乐旋律与节奏	

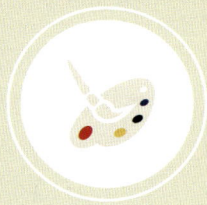

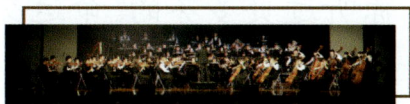

模块 16

交 响 曲 和 管 弦 乐

交响曲和管弦乐

模块十六 | 交响曲和管弦乐

学习目标

通过对管弦乐曲《蓝色多瑙河》和贝多芬《命运交响曲》的赏析、感悟和分析让同学了解管弦乐曲和交响曲的基本概念、分类和特点，聆听和感悟管弦乐与交响曲独特的审美意境。

学习准备

> "贝多芬被称作西方的"乐圣"，你听过贝多芬的《命运交响曲》吗？

你了解贝多芬的命运吗？请收集贝多芬的生平资料，进行探究学习，按照一定的逻辑顺序整理成课件形式，对其进行介绍说明，并做好课上讲解的准备。

作品赏析

▶《命运交响曲》第一乐章

故事导入

扼住命运喉咙的作曲家

贝多芬的人生道路上布满了荆棘。26岁的贝多芬在人生的黄金年龄失聪了，那时候的他只能通过谈话册与人交谈。坚强的贝多芬依然为理想不断奋斗，没有放弃音乐梦想，反而不断为之努力。他一生没有建立家庭，虽然贝多芬曾经爱上过朱列塔·圭恰迪尔，并追求过她，但是朱列塔·圭恰迪尔并没有

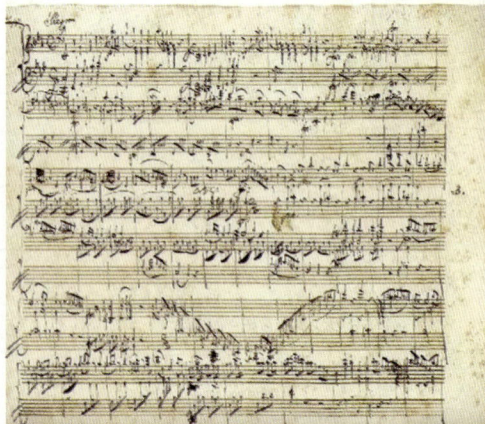

【图1 贝多芬手稿】

选择贝多芬，而是与别人完婚，这给贝多芬带来了不小的打击，甚至使他曾经有过自杀的念头。但顽强的贝多芬总是能走出阴霾和困境，苦难并没有使他沉默与隐退，而是为了理想不断呐喊与追求，在失败的阴影消散后，贝多芬创作了《命运交响曲》。贝多芬"我要扼住命运的喉咙"的呼喊激励着人们不断前行。这部交响乐也一直被人们誉为世界交响乐曲中的杰作。乐曲反映出的内容引起人们的共鸣：命运像幽灵一样，时时向人类袭来，妄图捆缚住人们的手脚，以便任它摆布。然而，人类没有屈服，奋起与命运展开了搏斗。终于，胜利的凯歌响起，人类战胜了命运。

📅 时代背景

古典主义时期——十八世纪末

从18世纪中叶开始，欧洲音乐出现了一股注重理性、强调逻辑、制定规范的潮流，这一潮流一直延续到19世纪初。后来，音乐史学家把这个时期称"古典主义时期"或"维也纳古典主义时期"。这个时期的音乐就是古典主义音乐，以海顿、莫扎特、贝多芬的创作为代表。在风格上追求优美、典雅、活泼、乐观，在音乐语言上讲究简洁、明晰、通俗、流畅，在结构布局上要求合乎逻辑、严谨均衡。

🔍 作品导读 📱 微课1

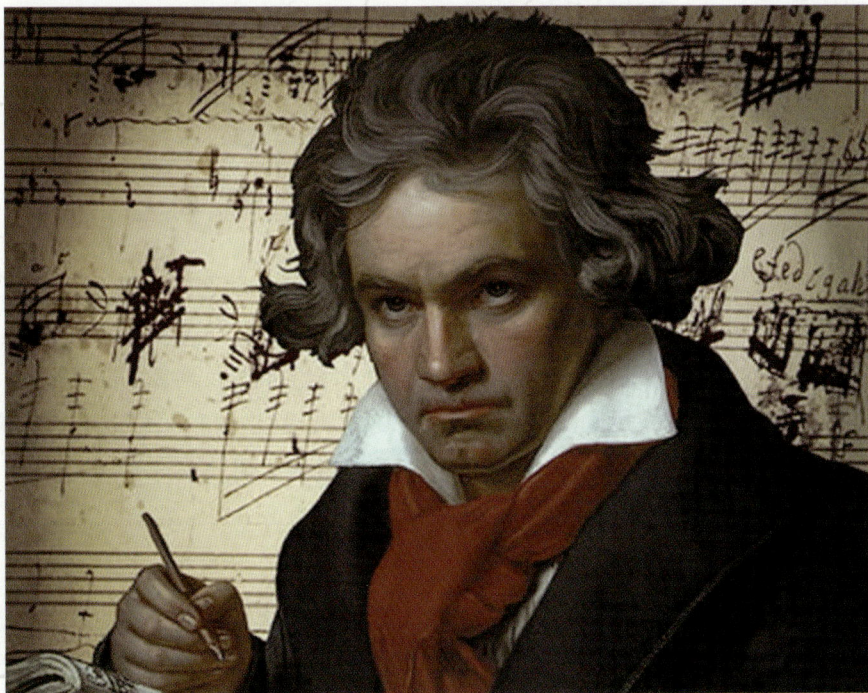

【图2　贝多芬《命运交响曲》】

《命运交响曲》又名《C小调第五交响曲》，1808年12月22日于维也纳剧院首演，是贝多芬式的思想和精神的集中体现，这是一部名副其实的"斗争和胜利的交响曲"。乐曲反应了贝多芬与命运搏斗一生，揭示了人在生活中遇到的失败和痛苦，胜利与欢乐，说明生活的道路是艰难曲折和布满荆棘的，而人的最后胜利是同命运的暴力进行殊死斗争得来的。全曲表现了从黑暗到光明，通过斗争走向胜利的戏剧性冲突的发展历程，充满豪迈的英雄气概。

👍 欣赏要点

1.和命运抗争的戏剧性冲突

《第五交响曲》是深受命运苦难折磨下发出的呐喊，"命运动机"形象简洁鲜明，正如贝多芬自己所说："我要扼住命运的咽喉，绝不让它毁灭我！"作品中戏剧冲突揭示了"从黑暗到光明，通过斗争走向胜利"的思想。

2.命运动机的音乐气势

第一乐章为奏鸣曲式，乐曲开始出现的"四音动机"就是贝多芬称为的"命运的敲门声"，它以各种姿态占领了第一乐章的呈示部。威严的气势令人神经紧绷，八分音符与二分音符连成一气，"三短一长"的听觉效果坚硬无比、毫无回旋之余，加之力度的对比刻画出惊心动魄的斗争场面。

👤 认识艺术家　📱微课2

路德维希·凡·贝多芬（1770—1827）

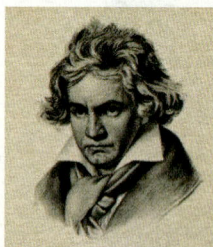

【图3　贝多芬】

德国作曲家、钢琴家、指挥家，维也纳古典乐派代表人物之一。他一共创作了9首编号交响曲、35首钢琴奏鸣曲、10部小提琴奏鸣曲、16首弦乐四重奏、1部歌剧、2部弥撒、1部清唱剧与3部康塔塔，另外还有大量室内乐、艺术歌曲、舞曲。这些作品对音乐发展有着深远影响，因此被尊称为乐圣。

体验与创造

任务说明　以《命运交响曲》作为背景音乐完成填色游戏，随着乐曲的展开在16个方格中填上不同的颜色，让所填颜色与音乐的情感和气氛相呼应，从中感悟乐曲的色彩。

跟着名作去旅行

绿色城市——波恩

波恩是德国北莱茵-威斯特法伦南部莱茵河畔的一个城市，曾经是德意志联邦共和国的首都，至今仍是德国重要的政治中心。波恩市人口30多万，全市拥有大小公园、街心公园达1200多个，市区周围是大片森林，覆盖面积达4000多万平方米，从飞机上俯视，全城被一片绿色的海洋所包围，被誉为"绿色的城市"。老市政厅后面可以看到一座东西长达700米的淡

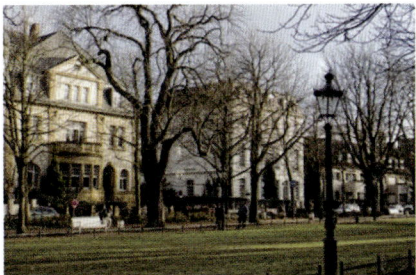
【图4　德国　波恩】

黄色宫廷建筑，这就是1697年开始兴建的选帝候宫，今日波恩大学的主楼。贝多芬故居坐落在市政厅的北面，1889年，当故居的房屋面临被拆除的威胁时，是波恩的12位市民将房屋买下来，设立了现在的纪念馆。

▶《蓝色多瑙河》

故事导入　微课3

险些泡进肥皂水的多瑙河

关于《蓝色多瑙河》的创作，有一个有趣的故事。一次，约翰·施特劳斯回家时换下一件脏衬衣。他的妻子发现这件衬衣的衣袖上写满了五线谱，她知道这是丈夫灵感突现时记录下来的，便将这件衬衣放在一边。几分钟以后回来，她正想把它交给丈夫，却发现这件衬衣不翼而飞。原来，在她离开的瞬间，洗衣妇把它连同其他脏衣服一起拿走了。她不知道洗衣妇的

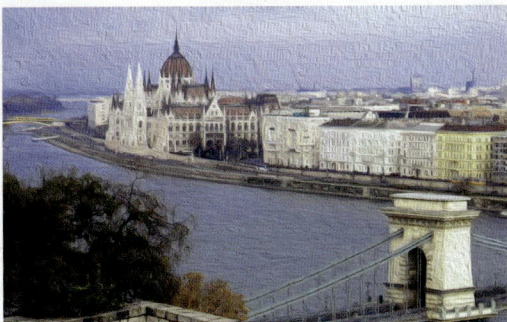
【图5　维也纳　多瑙河】

居所，就坐着车子到处寻找，奔波了半天，也没有下落。在她陷于绝望的时刻，幸好一位酒店里的老妇人把她领到那洗衣妇的小屋。她猛冲进去，见洗衣妇正要把那件衬衣丢入盛满肥皂水的桶里。她急忙抓住洗衣妇的手臂，抢过了那件脏衣，挽救了衣袖上的珍贵乐谱，这正是约翰·施特劳斯的不朽名作《蓝色多瑙河》圆舞曲。

圆舞曲的流行——19世纪中叶

18世纪末的法国大革命及其在欧洲各国的激烈影响，工业革命的兴起以及工人阶级的大规模出现等等，使人们对自娱性舞蹈风格的要求发生了巨大的改变。曾一度广为流行的小步舞和加伏特舞因其刻板、拘谨的风格而被淘汰。身体轻松自然、风度飘逸洒脱的华尔兹一时间成了人们更能自得其乐的方式，并很快进入了宫廷，尤其受到法国和奥地利王室的青睐，成为贵族圈子中社交舞蹈的主要形式。19世纪奥地利作曲家弗朗兹·兰纳和约翰·施特劳斯父子创作的圆舞曲成为华尔兹舞蹈中的一个重要部分，也为19世纪西方的音乐史增添了瑰丽的色彩。

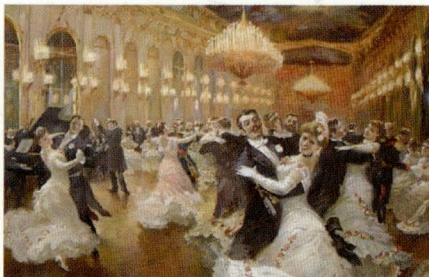

【图6　华尔兹】

作品导读

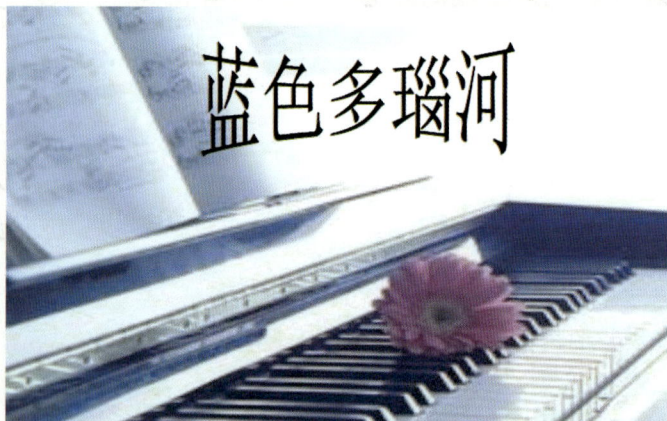

蓝色多瑙河

【图7　管弦乐曲《蓝色多瑙河》】

《蓝色多瑙河》是一首典型的圆舞曲风格的管弦乐作品，由奥地利著名音乐家小约翰·施特劳斯创作。音乐华丽、明快、活泼，通俗易懂。1866年，奥地利在普奥战争中惨败，维也纳陷入了深深的消沉之中。为振奋人心，作者受维也纳男声合唱协会领导人赫贝克的委托写作象征维也纳生命活力的圆舞曲。曲名和创作动机源自德国诗人卡尔·贝克题献给维也纳城的诗句——"在多瑙河旁，美丽的蓝色的多瑙河旁"。半年后，作者把它改编成为管弦乐曲，在巴黎万国博览会上公演，获得了极大的成功，很快被介绍到英国、美国及其他国家，并被誉为奥地利的"第二国歌"。

👍 欣赏要点

1. 音乐中的美妙诗意

这首乐曲的曲名取自诗人卡尔·贝克一首诗的各段最后一行的重复句——"你多愁善感，你年轻，美丽，温顺好心肠，犹如矿中的金子闪闪发光，真情就在那儿苏醒，在多瑙河旁，美丽的蓝色的多瑙河旁。香甜的鲜花吐芳，抚慰我心中的阴影和创伤，不毛的灌木丛中花儿依然开放，夜莺歌喉啭，在多瑙河旁，美丽的蓝色的多瑙河旁。"这首醉人的诗句，这曲迷人的音乐，让人欢悦，让人自在，无不闪现一种光明的前景，给人激情踊跃，心旷神怡，舒畅自然之感。

2. 优美的旋律和幸福的曲调

乐曲描绘了深睡维也纳在多瑙河畔开始苏醒，在晨光照耀下，美丽的多瑙河扬起欢乐的波涛。优美的旋律犹如黎明的曙光拨开了河面的迷雾，欢快的节奏给人一种积极向上、朝气蓬勃的感觉，鼓舞着奥地利人们开始新的生活。

3. 不断推进的欢乐情绪

乐曲的开头起于平静序奏，五首小圆舞曲节奏逐渐加快，情绪依次递进，经几次转调之后将乐曲推向高潮，结尾处依次再现了第三圆舞曲、第四圆舞曲及第一圆舞曲的主题，最后结束在疾风骤雨式的狂欢气氛之中。仿佛高声欢呼："多瑙河的春天来了！"

👤 认识艺术家

小约翰·施特劳斯（1825—1899）

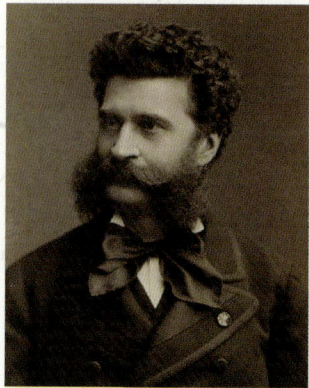

【图8 小约翰·施特劳斯】

小约翰·施特劳斯（1825—1899）是奥地利著名的作曲家、指挥家、小提琴家，施特劳斯家族的杰出代表。出生在风行跳舞的维也纳的一个音乐世家，与父亲同名。小约翰是整个家族中成就最大、名望最高的一位。他一生以创作圆舞曲为主。为19世纪维也纳圆舞曲的流行做出了巨大的贡献。"圆舞曲之王"的称号是由于他把华尔兹这种原本只属于农民的舞曲形式提升为了哈布斯堡宫廷中的一项高尚的娱乐形式。他的创作以《蓝色多瑙河》《维也纳森林的故事》《艺术家的生活》《春之声》和《安娜波尔卡》等维也纳圆舞曲著称于世。

任务说明 《蓝色多瑙河》是一首著名的圆舞曲，请同学参照视频学习1~2个8拍的华尔兹舞步，从中体验圆舞曲的旋律与节奏。

🌴 跟着名作去旅行

音乐之都——维也纳

维也纳的名字始终是和音乐连在一起的。许多音乐大师在此度过多年音乐生涯。舒伯特、老约翰·施特劳斯、小约翰·施特劳斯、兰纳、克热内克等在此出生，无数音乐家曾在维也纳学习、生活和投身音乐创作，其中包括维也纳古典乐派的三位杰出代表海顿、莫扎特和贝多芬，还有李斯特、莱哈尔、布鲁克纳、马勒、格鲁克、勃拉姆斯、维瓦尔第等。因而，维也纳享有"世界音乐之都"的美誉。

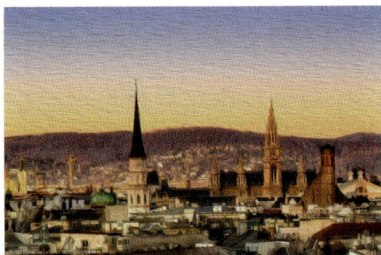

【图9 奥地利 维也纳】

知识要点

1. **交响乐** "交响乐"的名称源出于希腊语，意即"一起响"。至十八世纪后半期发展成为独立管弦乐作品，一般是由交响乐队演奏的包含多个乐章的大型管弦乐套曲。通常有四个乐章，各乐章的体裁与奏鸣曲极似，只是规模较大，音乐主题有较大发展，适于表现戏剧性较强的内容。

2. **管弦乐** 指除协奏曲、交响乐之外的由管弦乐队演奏的其他类型的作品。管弦乐队通常由弦乐、木管、铜管、打击乐等不同乐器组合而成。有时因创作意图和演出条件的不同，可对乐队编制适当调整，或加用钢琴、竖琴、钢片琴等。

拓展欣赏

1.《1812序曲》，这是柴科夫斯基于1880年创作的一部管弦乐作品。

为了纪念1812年俄国人民击退拿破仑大军的入侵，赢得俄法战争的胜利。该作品以曲中的炮火声闻名，在一些演出中，尤其是户外演出，曾起用真的大炮。曲目开始时出现一个深广的主题，代表着俄罗斯广袤的领土和无限风光。乐曲进入发展部，一个侵略性的主题代表着法军的入侵。接下来转到一个进行曲，表达的是俄罗斯人武装上前线，准备抵抗侵略者。后来激烈的主题冲突描绘了残酷的战争。里面被扭曲的马赛曲代表着法军。最后，俄国人赢得了战争的胜利，俄国国歌在炮声、钟声中把乐曲推至最高潮。

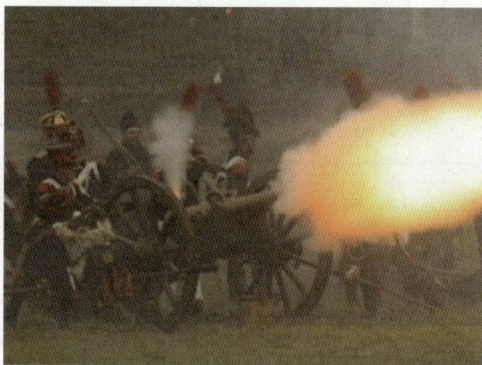

【图10 《1812序曲》】

2.《沃尔塔瓦河》 是捷克著名作曲家斯美塔纳的交响诗《我的祖国》6首互相关联的交响诗套曲中的第2首。

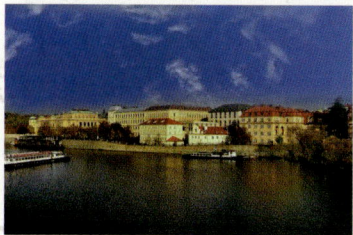

【图11 《沃尔塔瓦河》】

沃尔塔瓦河是捷克最大的河流，它由南北纵贯捷克国土，是捷克人民赖以生存的母亲河，是捷克民族繁荣昌盛的摇篮，在捷克人民心中占有重要的地位。交响诗《沃尔塔瓦河》从河水的源头开始描写，逐渐映现出奔腾不息的河流、岸边茂密的森林、富有生气的乡村、宁静的月夜、险要的峡谷、古老的城堡，这些景致与民俗生活和神话传说相联系，展示了捷克山河的美丽和悠久的历史文化，被誉为捷克第二国歌。

3.《第九十四交响曲》，也被称作《惊愕交响曲》，由被誉为"交响乐之父"的海顿作于1791年。

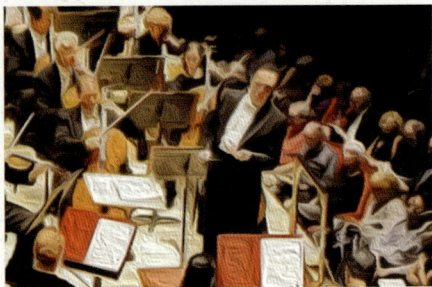

【图12 《惊愕交响曲》】

传说当时伦敦的贵族是音乐会的常客，但是他们来听海顿的音乐会只是为了表现自己所谓的高雅品位，在那里附庸风雅，每每在乐队演奏时打瞌睡。海顿知道后非常生气，于是在新作品演奏到第二乐章中音乐非常轻的时候，乐队突然爆发出强烈的声音，定音鼓猛烈地敲击，模仿惊雷的声音，狠狠地将打盹的贵族吓了一跳。海顿很快活，傻了眼的贵族被惊醒之后，也哈哈大笑。于是他就写了这部《惊愕交响曲》。

微课4

4.《田园交响曲》，是贝多芬的代表作之一，大约完成于1808年，是贝多芬九首交响乐作品中标题性最为明确的一部。

当时的贝多芬双耳已经完全失聪，这部作品正表现了他在这种情况下对大自然的依恋之情，是一部体现回忆的作品。1808年在维也纳首演时由贝多芬亲自指挥。整部作品细腻动人，朴实无华，宁静而安逸，充满着浓郁而清新的乡间气氛，使人们感受到贝多芬投身到大自然后的喜悦心情。

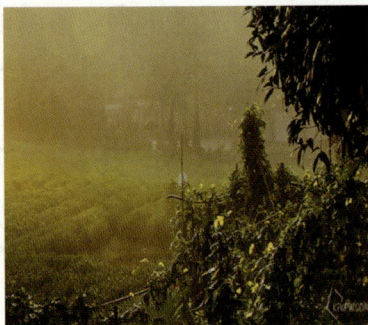

【图13 《田园交响曲》】

学习检测

单选题

1. 著名圆舞曲《蓝色多瑙河》的作者是哪位作曲家？（ ）

　　A. 老约翰·施特劳斯　　　　　　　　B. 小约翰·施特劳斯

　　C. 柴可夫斯基　　　　　　　　　　　D. 弗朗兹·兰纳

2. 著名圆舞曲《蓝色多瑙河》的音乐体裁是什么？（ ）

　　A. 交响曲　　　　B. 协奏曲　　　　C. 合唱曲　　　　D. 管弦乐曲

3．下列交响曲作品中哪些是著名音乐家贝多芬创作的？（　　）

    A.贝多芬   B.莫扎特   C.海顿   D.巴赫

4.德国音乐家贝多芬在音乐史上属于哪一个时期。（　　）

    A.文艺复兴时期   B.巴洛克时期

    C.古典主义时期   D.浪漫主义时期

多选题

1.下列关于《蓝色多瑙河》圆舞曲的描述中正确的有哪几项？（　　）

    A.这是小约翰·施特劳斯为奥地利王室创作的一部舞曲

    B.这部作品的创作背景是奥地利在普奥战争中战败

    C.《蓝色多瑙河》最初是一部合唱曲，后来作者将它改为管弦乐曲

    D.它被誉为奥地利的"第二国歌"

    E.它是维也纳新年音乐会的保留曲目

2.活跃于18世纪末、19世纪初的维也纳古典乐派的代表作曲家包括哪几位？（　　）

    A.巴赫   B.海顿   C.莫扎特   D.贝多芬

3.下列交响曲作品中哪些是著名音乐家贝多芬创作的？（　　）

    A.《第四十交响曲》   B.《命运交响曲》

    C.《惊愕交响曲》   D.《田园交响曲》

应用与提升

▶ 在拓展欣赏的作品中选择一幅作品进行探究和分析，并完成作品分析图表。

赏析维度	信息采集
作品名称	
作者信息	
创作背景	
音乐体裁	
主题内容	
音乐情绪与气氛	
音乐旋律与节奏	

书网融合……

🔘 微课1　　　　🔘 微课2　　　　🔘 微课3　　　　🔘 微课4

参考文献

［1］刘五华.公共艺术——美术篇［M］.北京：高等教育出版社，2020.

［2］刘五华.公共艺术——音乐篇［M］.北京：高等教育出版社，2020.

［3］王伯敏.中国绘画通史［M］.北京：生活、读书、新知三联书店，2018.

［4］陈振濂.品味经典——陈振濂谈中国绘画史［M］.浙江：浙江古籍出版社，2007.

［5］丁宁.西方美术史［M］.北京：北京大学出版社，2015.

［6］陈振濂.书法美学［M］.上海：上海书画出版社，2017.

［7］崔树强.神采为上——书法审美鉴赏［M］.江西：江西美术出版社，2017.

［8］于润洋，吴斌.新版高中音乐鉴赏［M］.北京：人民音乐出版社，2017.

［9］上海音乐出版社.音乐欣赏手册［M］.上海：上海音乐出版社，2017.

［10］于小雨.浅析宋人院体画的艺术形式美［J］.东方藏品，2018，（01）.

［11］王连起.浅谈苏轼、赵孟頫、董其昌在文人画发展中的作用［J］.故宫博物院院刊，
　　2020，（02）.

［12］刘凯，童永生.文艺复兴与巴洛克艺术特征比较与风格演变［J］.美与时代，
　　2020，（03）.

［13］魏辉昱，孙献华.对伦勃朗《夜巡》分析及光影研究［J］.大众文艺，2019，（24）.

［14］杨永康，孙献华.用图像学研究方法浅析《格尔尼卡》［J］.大众文艺，2019，（22）.

［15］何莹.古希腊神庙建筑的特色［J］.艺术品鉴，2015，（02）.

［16］马冰倩.对科隆大教堂的艺术赏析［J］.文艺生活，2019（12）.

［17］耿传庆.约翰•伍重与悉尼歌剧院［J］.文艺生活，2018（09）.

［18］喻小飞.让石头说话的巨人——赏析米开朗基罗《哀悼基督》、《大卫》［J］.学术
　　探讨，2009（03）.

［19］刘莎.《茉莉花》与《鲜花调》的比较研究［J］.当代音乐，2016，（34）.

［20］姜莉丽.浅谈日本民歌［J］.大众文艺，2011，(13).

［21］龚易男.《我的太阳》作品分析与演唱教学研究［J］.艺术评鉴，2019，(06).

［22］刘美然.黄自作品《玫瑰三愿》赏析［J］.文化艺术，2016，（09）.

［23］王艺.赏析萨拉萨蒂小提琴独奏曲《流浪者之歌》［J］.教育现代化，2018，(48).

［24］郝芳.《春江花月夜》的音乐意境和意韵之美［J］.大舞台，2012，(7).

［25］王喻敏.浅析圣桑《天鹅》的演奏技巧及情感表现［J］.黄河之声，2017，（18）.

［26］李艺.浅析柴可夫斯基《如歌的行板》［J］.音乐大观，2013，（07）.

［27］王燕.西方古典主义时期音乐的魅力贝多芬《命运》交响曲［J］.音乐时空，
　　2012，（02）.